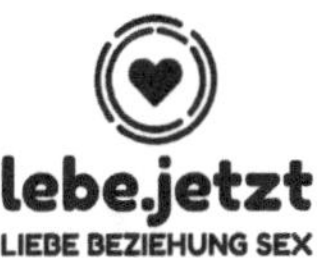
lebe.jetzt
LIEBE BEZIEHUNG SEX

Arne Hoffmann

Orgasmus

So gelangst du zu
ganz besonderen Höhepunkten ...

Erotik-Ratgeber

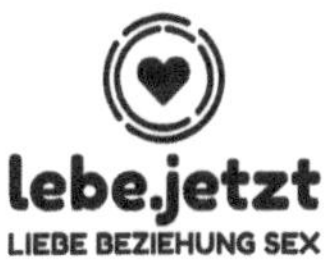

LEBE.JETZT HARDCOVER
BAND 534
1. AUFLAGE: SEPTEMBER 2021

VOLLSTÄNDIGE BUCHAUSGABE
ORIGINALAUSGABE

LEBE.JETZT IST EINE MARKE VON

LEKTORAT:
MARIE GERLICH

UMSCHLAGGESTALTUNG: WWW.HEUBACH-MEDIA.DE
GESETZT IN DER TRAJAN PRO,
ADOBE GARAMOND PRO & CORPORATE S

PRINTED IN GERMANY
ISBN 978-3-96641-860-7
WWW.BLUE-PANTHER-BOOKS.DE

Inhalt

Vorwort

Wenn man die Einleitung zu einem Orgasmus-Ratgeber schreibt, braucht man eines kaum tun: begründen, warum Orgasmen eine tolle Sache sind. Die meisten Menschen kennen die intensiven Glücksgefühle, die hierdurch ausgelöst werden. Ein sexueller Höhepunkt löst Hormonschübe aus, die dazu führen, dass es einem wirklich gut geht: Prolaktin, Dopamin, Serotonin und verschiedene Endorphine heben die Stimmung, führen zu größerer Entspannung und verhelfen einem zu besserem Schlaf.[1] Das sogenannte »Kuschelhormon« Oxytocin, das auf dem Gipfel der Lust ebenfalls frei wird, kann die Intimität und die Verbundenheit fördern, die man für seinen Partner empfindet.[2] Ein anderes Hormon stärkt das Immunsystem und die Denkfähigkeit, hält die Haut gesünder und sorgt dafür, dass man länger jung aussieht.[3] Inzwischen vermuten Wissenschaftler sogar, dass Orgasmen unserem Gehirn helfen, gesund zu bleiben.[4] Also: Im Zweifel lieber einen mehr als einen zu wenig.

Dass du dich durch einen Orgasmus besonders wohlfühlst, war dir aber vermutlich schon klar. Eher dürftest du dich fragen, was du speziell von diesem

Ratgeber erwarten darfst. Das scheint zunächst offenkundig: wie man leichter und besser zum Orgasmus gelangt. Allerdings verrät genau das so ziemlich jeder Sex-Ratgeber. Auch in der Reihe, in der dieses Buch erscheint, ist mit Tina Roses »Der weibliche Orgasmus« bereits ein gelungenes Werk erschienen, das die nötigen Grundlagen vermittelt. Mit dem Buch, das du gerade liest, möchte ich ein wenig mehr in die Tiefe und zugleich in die Breite gehen. Das bedeutet, dass ich mich mit folgenden zentralen Fragen beschäftige:

- Wie können sich Frauen und Männer helfen, die auf die ein oder andere Weise Probleme mit ihrem Orgasmus haben?

- Wie kannst du zu ganz besonderen Höhepunkten gelangen, von denen du bisher vielleicht noch nicht einmal etwas gehört hast?

- Wie kannst du deine Orgasmen noch heftiger und beglückender werden lassen?

Zu diesen Fragen gibt es inzwischen faszinierende Erkenntnisse in der Sexualwissenschaft, die ich dir gern vermitteln möchte. Hier erfährst du Dinge, zu denen du in vielen anderen Ratgebern kaum etwas findest. Damit du nicht glaubst, dass ich mir all das aus den Fingern sauge, wird dieses Buch weit mehr Fußnoten auf die entsprechenden Quellen aufweisen, als es bei meinen anderen Büchern in dieser Reihe der Fall ist.

Wenn du dich entsprechend stark darum kümmerst, kannst du dich mithilfe dieses Ratgebers sogar von jemandem, der mit dem sexuellen Höhepunkt Probleme hat, zu jemandem entwickeln, der besonders intensive Orgasmen genießen darf. Und anders als sonst beim Lernen kann man hier noch nicht mal von echter Mühe sprechen …

Dabei richtet sich dieser Ratgeber zwar grundsätzlich an heterosexuelle Leser. Ich kann mir aber gut vorstellen, dass gleichgeschlechtliche Partner hier ebenfalls den einen oder anderen guten Tipp finden, mit dem sie etwas anfangen können.

Ich wünsche dir, dass dir dieses Buch zu den lustvollsten Momenten verhilft, die du erleben wirst. Auf dass du einen völlig neuen Zugang zur wunderbaren Welt der Orgasmen gewinnst!

Warum kommen Frauen weniger leicht zum Orgasmus?

Beginnen wir unsere kleine Reise mit einem Problem, das in den letzten Jahren sogar zu einem politischen Thema geworden ist: der sogenannten »Orgasmuslücke«. Darunter versteht man die Zeit, die eine Frau im Durchschnitt länger braucht als ein Mann, um zu einem Orgasmus zu kommen. Manche Feministin spricht hier von einer besonderen Form der Benachteiligung und manche radikale Feministin argumentiert, diese Lücke zeige, Männer seien im Bett egoistisch und gefühllos. Die Süddeutsche Zeitung fordert in einer Glosse gar eine »Gesetzesinitiative, die es Frauen erlaubt, die Orgasmusquote ihrer männlichen Kollegen, Freunde und Partner zu erfragen, um ein Bewusstsein für die herrschende Orgasmusungerechtigkeit zu schaffen.«[5]

Tatsächlich weisen viele Studien darauf hin, was für ein Ungleichgewicht hier vorliegt. Die Zahlen unterscheiden sich jeweils ein wenig, weil sie vom genauen Wortlaut der Fragestellung abhängen und davon, ob die Erhebung in den USA oder in Europa durchgeführt wurde. Aber die Tendenz ist jeweils ähnlich. Hier nur mal drei Beispiele, die darauf hinweisen, dass ein männlicher Partner beim Erlangen des Höhepunktes eher zu stören scheint:

- Einer Studie der Uniklinik Hamburg zufolge gelangen 87 Prozent aller Frauen im Alter von 25 bis 29 Jahren bei der Selbstbefriedigung immer zum Orgasmus. Kommt ein Mann dazu, sinkt die Rate auf 54 Prozent.[6]

- Eine Studie, die in der Fachzeitschrift *Journal of Sexual Medicine* veröffentlicht wurde, zeigte, dass die durchschnittliche Zeit bis zum weiblichen Orgasmus 14 Minuten beim Partnersex und 8 Minuten bei der Selbstbefriedigung beträgt.[7]

- Die Berliner Sexualberaterin Beatrice Poschenrieder weiß zu berichten: *»Höchstens vier von zehn Frauen können durch reinen Verkehr kommen, und dann auch nicht unbedingt jedes Mal (Frauen bis 18: nur drei von zehn!). Nimmt man noch Stimulation per Hand oder Mund hinzu, ist das Liebesspiel immerhin für zwei von drei Frauen befriedigend – vorausgesetzt der Partner weiß, wie sie's braucht. Weiß er's nicht, gehen weitaus mehr Frauen leer aus. Die Selbstbefriedigung gelingt circa neunzig Prozent der Frauen.«*[8]

Es bleiben also noch etwa zehn Prozent an Frauen, die überhaupt nicht zum Orgasmus gelangen, egal was sie tun.[9] Bei allen anderen ist er von der gewählten Technik und der jeweiligen Situation abhängig. Hören wir dazu noch einmal Beatrice Poschenrieder:

»Laut Umfrage gipfeln 30 % der Frauen zuverlässig durch Oralsex, 24 % durch Koitus, 13 % durch Handarbeit – und fast jede zweite durch eine Kombination!«[10]

Offenkundig haben wir mit diesem Wissen schon einen einfachen Weg gefunden, um für Frauen die Chance auf einen Orgasmus zu erhöhen. In der Gesamtheit betrachtet ist dieses Problem aber um einiges komplizierter. Es ist vor allem zu kompliziert, als dass man Männer einfach als schlechte Liebhaber oder Egomanen brandmarken könnte, um es zu lösen. Ein Orgasmus ist nämlich nichts, was man seinem Partner »gibt«. Stattdessen hat jeder Mensch eine große Verantwortung für seinen eigenen Höhepunkt – beispielsweise indem er seinem Partner mitteilt, worauf er steht und was er beim Sex gern hätte. Offenbar müssen viele Frauen diese Fähigkeit im Laufe ihres Lebens erst noch entwickeln. So ergab die eingangs erwähnte Studie der Uniklinik Hamburg auch, dass die Rate der Frauen im Alter von über 35 Jahren, die beim Sex mit ihrem Partner einen Orgasmus hatten, auf 65 Prozent ansteigt.[11]

Ähnlich erhellend ist eine Untersuchung, die das Forscherteam um Andrea Burri vom Londoner King's College 2009 im *Journal of Sexual Medicine* veröffentlichte. Hierfür hatten die Wissenschaftler 2000 weibliche Zwillinge im Alter zwischen 18 und 83 Jahren nach ihrem Sexualleben befragt. Dazu gehörte auch eine siebenstufige Skala für ihre Fähigkeit, zum Orgasmus zu gelangen – sie reichte von »niemals« bis »immer«. Außerdem hatten die Teilnehmerinnen an der Studie einen Fragebogen auszufüllen, der ihre emotionale Intelligenz verriet, also ihre Fähigkeit, Gefühle auszudrücken und die Gefühle anderer Menschen wahrzunehmen. Dabei zeigte sich: Frauen mit einer höheren emotionalen Intelligenz gelangten zweimal so häufig zum Höhepunkt als die anderen. Diese Eigenschaft, so Burri, scheint beim sexuellen Erleben von Frauen eine große Rolle zu spielen. Je stärker sie ausgeprägt ist, desto eher kann eine Frau ihre sexuellen Erwartungen und Wünsche mitteilen. Vermutlich seien damit auch ausgefeiltere erotische Fantasien verbunden, die den Orgasmus ebenfalls erleichterten.[12]

Nun müssen wir aufpassen, dass wir nicht in ein unsinniges Spiel hineingeraten, bei dem wir die »Schuld« für die selteneren Orgasmen von einem

Geschlecht zum anderen schieben, also von den angeblich egoistischen Kerlen zu den vermeintlich nicht ausreichend emotional intelligenten Frauen. Dieses Problem ist viel kniffliger. Die Bandbreite möglicher Ursachen für einen ausbleibenden Orgasmus erscheint kaum überschaubar. Dazu zählen unter anderem:

- genetische Vorbedingungen
- verschiedene Krankheiten, Nervenstörungen, Depressionen
- Medikamente (etwa die Pille und Serotoninaufnahmehemmer)
- Stress
- Missbrauch von Alkohol, Marihuana, Rauchen
- psychosoziale Probleme (etwa Schwierigkeiten im Job, finanzieller Natur oder mit der Familie)
- Spannungen in der Partnerschaft, fehlendes Vertrauen in den aktuellen Partner

- eine frühere Vergewaltigung oder sexueller Missbrauch
- eine strenge sexuelle Erziehung
- unterdrückte Wut
- Nervosität
- unbewusstes oder bewusstes Verbinden von Sexualität mit Sünde
- Scham
- Schuldgefühle (etwa wenn eine Witwe einen neuen Partner hat, eine verheiratete Frau sich einer Affäre hingibt, wegen »unangemessener« Fantasien oder einfach nur, weil man es sich gut gehen lässt)
- Furcht vor Intimität, einer unerwünschten Schwangerschaft oder einem schlechten Ruf wegen zu großer sexueller Aufgeschlossenheit
- Angst vor Kontrollverlust

- zu große Zielorientierung, Perfektionismus, Versagensangst (verstärkt durch einen allzu kritischen Partner)

- eine noch nicht lang zurückliegende Niederkunft

- Wechseljahre, Hormonstörungen

- Müdigkeit

- Zeitdruck (insbesondere mangelnde Zeit, um ausreichend erregt zu werden)

- religiöse Tabus

- sexuelle Unerfahrenheit bis hin zu fehlendem Wissen über den eigenen Körper

- Phase des Zyklus, in der sich die betreffende Frau gerade befindet

- Zeitspanne seit ihrem letzten Orgasmus ... und noch eine ganze Reihe von weiteren Ursachen[13]

Wenn man dann noch bedenkt, dass mehrere Ursachen zusammenspielen können und die betreffende Frau mitunter nur raten kann, was bei ihr persönlich die ausschlaggebenden Gründe sind, wird klar, wie kurz die Erklärung »lausiger Liebhaber« oder »zu wenig emotionale Intelligenz« greift. Es gibt auch Frauen, die zwar einen Orgasmus haben, dieser aber relativ schwach und nicht so welterschütternd ist. Er bringt sie also nicht so zum lauten Stöhnen und Brüllen, wie es in erotischen Filmen gezeigt wird. Deshalb glauben sie irrtümlicherweise, dass sie zu einem sexuellen Höhepunkt nicht fähig seien.[14]

Einige weitere interessante Zusammenhänge:

- Frauen in den Wechseljahren weisen einen geringen Testosteronspiegel auf und gelangen deshalb nicht so leicht zum Höhepunkt.

- Frauen, die sich viele Gedanken darüber machen, dass ihr Körper nicht attraktiv genug ist, haben ebenfalls eher Probleme.

- Frauen mit attraktiven Partnern gelangen häufiger zum Orgasmus.

- Frauen, die in einem jüngeren Alter beginnen, Sex zu haben, kommen schneller.
- Dasselbe gilt für Frauen, die sich in einer glücklichen Partnerschaft befinden.[15]

Nun kann ein Ratgeber wie dieser nicht auf jedes individuelle Problem eingehen, das es einer Frau schwermacht, zu kommen. Aber er kann eine grobe Richtung weisen, was in den meisten Fällen helfen sollte, dieses Problem zu beheben. Dabei werden wir uns zuerst anschauen, was eine Frau hier selbst tun kann, und danach, wie ein Mann sich am geschicktesten verhält, um ihr dabei zu helfen.

Was können Frauen tun, um leichter zum Orgasmus zu kommen?

In diesem Kapitel spreche ich gezielt die Leserinnen dieses Ratgebers an, die in diesem Bereich Probleme haben. Falls du dazugehörst, solltest du zunächst einmal wissen, dass diese Probleme lösbar sein dürften. Selbst von denjenigen Frauen, die noch nie einen Orgasmus hatten, sind bis zu 90 Prozent nach entsprechenden Maßnahmen dazu in der Lage.[16]

Mehrere Möglichkeiten für dich, öfter und leichter zum Orgasmus zu kommen, lassen sich bereits aus dem vorangegangenen Kapitel ableiten:

Einer Umfrage zufolge befriedigen sich 43 Prozent der deutschen Frauen unter fünfzig nie und 32 Prozent seltener als einmal im Monat, berichtet Beatrice Poschenrieder. »Fast derselbe Prozentsatz von Männern onaniert hingegen oft bis ständig.«[17] Ständig? Im Moment zum Beispiel muss ich mich viel zu sehr auf das Schreiben dieses Kapitels konzentrieren. Aber natürlich liegt Poschenrieder mit ihrem Hinweis richtig: Durch Selbstbefriedigung lernst du am besten, wie dein Körper in sexueller Hinsicht reagiert und durch welche Berührungen du am ehesten in Wallung gerätst.

In einer Studie etwa zeigte sich: Von Frauen, die einmal die Woche oder häufiger masturbieren, haben 81 Prozent normalerweise oder immer einen Orgasmus.[18] Natürlich kann man jetzt argumentieren: Okay, Frauen, die leichter einen Orgasmus haben, befriedigen sich vermutlich auch häufiger. Vermutlich trägt aber das Masturbieren wirklich dazu bei, dass die Nervenbahnen des Körpers eher für sexuelle Reize empfänglich werden und man gleichzeitig den besten Weg herausfindet, das zu tun. Wer sich öfter erotischen Fantasien hingibt, hat es zudem beim Sex mit einem Partner leichter, seine Hemmungen zu überwinden.

Zum Beispiel kann es gut sein, dass du bei der Selbstbefriedigung in erster Linie deine Klitoris stimulierst. Ist das so? Dann bietet es sich an, diese Technik auf den Sex mit deinem Partner zu übertragen. Er braucht dabei ja nicht völlig auf das Eindringen in dich zu verzichten. Schließlich kann es gut sein, dass dieser Teil des Geschlechtsverkehrs auch für dich sehr lustvoll ist. Aber die Stimulation deiner Klitoris sollte zumindest ein Teil eurer sexuellen Begegnung sein, wenn sie dir den Orgasmus leichter macht. Für dich selbst herauszufinden, was dir am meisten hilft, zum Höhepunkt zu gelangen, ist ein wichtiger erster Schritt. Ebenso wichtig ist es, das deinem Partner auch klar mitzuteilen. Wenn dir vor einem solchen Gespräch ein wenig die Muffe geht, ist das nur allzu verständlich. Denn selbst noch so konstruktive Kritik ist oft heikel, wenn es um sexuelle Dinge geht, und kann schlimmstenfalls als Abwertung missverstanden werden à la »Du bist scheiße im Bett und einen Orgasmus hatte ich bei dir noch nie«.

Was kannst du also tun, um ein solches Gespräch gelingen zu lassen?

- Du kannst darauf achten, es so entspannt wie möglich zu führen, damit du dich darauf konzentrieren kannst, deine Bedürfnisse nicht wie eine Missbilligung klingen zu lassen, sondern mehr als Vorschlag, wie der Sex für dich noch besser werden kann.

- Du kannst dich vorher fragen, wie du es gern hättest, wenn dein Partner dir gegenüber ein vergleichbares Problem ansprechen würde.

- Du kannst »Ich«- statt »Du«-Formulierungen benutzen, also von deinen eigenen Gefühlen und Bedürfnissen sprechen, statt davon, was dein Partner bisher »nicht richtig« gemacht hat. Verheerend wäre es allerdings, wenn du sexuelle Erfahrungen mit anderen Männern ins Spiel bringst. (»Also, bei Peter bin ich immer gekommen«).[19]

- Gibt es noch andere Dinge, die du beim Sex gern einmal ausprobieren möchtest, zum Beispiel eine bestimmte Stellung? Möchtest du Sextoys in euer Liebesspiel mit einbeziehen? In einer Umfrage enthüllten 60 Prozent aller

Teilnehmeden, dass ihnen der Orgasmus mit einem solchen Hilfsmittel leichter fällt.[20]

- Vielleicht magst du deinem Partner auch zeigen, wie du es dir selbst zuverlässig besorgst, sodass er daraus lernen kann – und dabei vermutlich sogar seinen Spaß hat?[21]

- Eine Methode, die du mal ausprobieren kannst, besteht darin, dass du deinen Partner beim Sex unten liegen lässt. So kannst du das Tempo und die Tiefe seines Eindringens stärker beeinflussen und hast außerdem die Hände zum Reiben deiner Klitoris frei.

Für einige weitere Methoden, Orgasmusprobleme zu überwinden, benötigt man zusätzliches Vorwissen. So hat die neueste Sexualforschung herausgefunden, dass beim Menschen sozusagen zwei sexuelle Systeme gegeneinanderwirken. Da ist auf der einen Seite das sogenannte Sexual Excitation System (SES): Es dient dazu, deine sexuellen Reaktionen zu verstärken und zu beschleunigen. Sein Gegenspieler ist das Sexual Inhibition System (SIS), das als Hemmnis dient: Es bemerkt sämtliche möglichen Störungen und

Bedrohungen und signalisiert daraufhin sozusagen: »Achtung, Fuß vom Gas!«[22]

Sexualwissenschaftler haben 80 Frauen danach befragt, was sie erotisch in Stimmung bringt. Die häufigsten Antworten:

- ein attraktiver Partner, der sie so akzeptiert, wie sie sind
- Vertrauen und Zuneigung in der Partnerschaft zu spüren
- emotional und körperlich gesund zu sein
- zu spüren, dass sie von ihrem Partner begehrt werden
- explizite erotische Reize, wie z. B. Pornos

Die Bremsen angezogen wurden hingegen bei folgenden Einflüssen:

- negative Gefühle bezüglich ihrem Körper
- Besorgnis hinsichtlich des Eindrucks, den sie hinterlassen (»Bin ich eine Schlampe? Bin ich nicht gut genug?«)

- Bedenken, was den Sex angeht, etwa weil sie gar nicht so viel von ihrem betreffenden Partner halten oder weil es sich um einen Seitensprung handelt

- Angst vor einer Schwangerschaft

- das Gefühl, von ihrem Partner nur benutzt zu werden

- das Gefühl, dass die eigenen sexuellen Reaktionen und das Verhalten von ihrem Partner nicht geschätzt werden.[23]

Auf dieser Grundlage könntest du ja bei dir selbst mal Inventur machen:

- Was macht für dich eine sexuelle Erfahrung wertvoll?

- Was kannst du tun, um das System, das dich sexuell in Stimmung bringt, zu unterstützen?

- Welche Gerüche, Berührungen, Klänge, optischen und geschmacksbedingten Reize, welche Objekte, Situationen und Gedanken tragen zu deiner sexuellen Erregung bei?[24]

- Was kannst du tun, um das gegenläufige, deine Erregung hemmende System zu schwächen?

- Welche Gedanken beeinträchtigen die Entfaltung deiner Lust? Bewertest du den Sex, den du gerade hast, aus irgendeinem Grund als unangemessen oder anderweitig »schlecht«? Hast du Schuldgefühle, wenn du es dir gut gehen lässt? Macht dir liegen gebliebene Arbeit Sorgen? Machst du dir viele Gedanken um deinen ausbleibenden Orgasmus? Bist du vielleicht nur darauf ausgerichtet, dass dein Partner befriedigt wird?[25]

Einige weitere Methoden, dir den Weg zum Orgasmus leichter zu machen, sind die folgenden:

- Nimm dir Zeit für ein ausgedehntes Vorspiel. Das erlaubt dir am ehesten, Abstand von deinem Alltag zu gewinnen und die Hektik hinter dir zu lassen. Du gönnst dir selbst die nötige Zeitspanne, um deine Lust zuzulassen und sie entfalten zu können. Denkbar wäre zum Beispiel, dass du dich vor dem Sex von deinem Partner massieren lässt. Dadurch werden schon mal deine Nerven stimuliert und dein Körper wird besser durchblutet: ideale Voraussetzungen für ein sinnliches Erlebnis.

- Womöglich hilft es dir, wenn du dir innerlich immer wieder Dinge sagst, die dir die nötige Selbstsicherheit geben, beispielsweise: *Ich bin hier geborgen und in Sicherheit – Ich bin erwachsen und es ist okay, dass ich Spaß am Sex habe – Ich darf Sex auf die Weise genießen, die mir gefällt und guttut.*[26] Solche Selbstbestätigungen wirken oft sehr gut, solange die tatsächliche Situation ihnen nicht direkt entgegenläuft. (Wenn du dich also in Wahrheit überhaupt nicht geborgen fühlst, macht es dich nur zusätzlich nervös, wenn du dir das Gegenteil einzureden versuchst.)

- Wenn du eine eher stille Genießerin bist, könnte es helfen, wenn du damit experimentierst, beim Sex laut zu stöhnen. Damit signalisierst du dir selbst, dass du deine Lust zulassen darfst, und überwindest Schamgefühle. Deine Atmung wird tiefer und du könntest mit deinem Partner in eine Erregungsspirale geraten, bei der die hörbare Lust des anderen euch gegenseitig immer mehr anheizt bis zum Gipfel.

- Während etwas Alkohol eine Frau dabei unterstützen kann, in Stimmung zu kommen, kann zu viel davon ihren Orgasmus behindern. Das ist einer von mehreren Gründen, weshalb du beim Sex höchstens leicht beschwipst sein solltest, aber nicht mehr.

- In einer Studie der US-amerikanischen Universität Valparaiso zeigte die Hälfte der Frauen, die mit dem Erreichen des Orgasmus zu kämpfen hatten, Anzeichen von starkem Stress und Angststörungen. Auch ein negatives Bild vom eigenen Körper kann dazu beitragen. Beim Sex wird dieser innere Aufruhr dann auch noch verstärkt, erst recht, wenn sich der Orgasmus partout nicht einstellen will. Solltest du den Eindruck haben, dass das bei dir eine starke Rolle spielt, kann ein Gespräch mit einem Therapeuten hilfreich sein.[27]

- Stress kann auch dazu führen, dass dein Oxytocin-Spiegel niedrig ist, was es schwerer macht, den Orgasmus zu erreichen. Glücklicherweise gibt es Wege, den Oxytocin-Spiegel wieder ansteigen zu lassen: etwa mehr Zeit mit einem geliebten Partner zu verbringen, ihm in die Augen zu sehen, seine Hand zu halten und ihn zu küssen. Wenn der Partner gerade nicht erreichbar ist, kann auch schon das Schmusen mit einem Haustier zu einer verstärkten Ausschüttung von Oxytocin beitragen.[28]

- Mit einem Liebhaber erleben Frauen häufiger einen Orgasmus als bei ihrem Ehemann zu Hause (zumindest wenn bei diesem Liebhaber Vertrautheit und das Gefühl von Geborgenheit bestehen).[29] Natürlich kann daraus nicht geschlussfolgert werden, dass es ratsam wäre, sich eine Affäre zuzulegen, denn das wäre Gift für die bestehende Partnerschaft. Aber es gibt ja naheliegende Gründe dafür, dass man bei einem Liebhaber eher in Ekstase gerät: Offenbar werden hierbei die Nachteile wie fehlende Vertrautheit und Skrupel wettgemacht durch Vorteile wie den Kitzel des Abenteuers, der erotisch anregender ist als der allzu gewohnte Alltagssex zu Hause. Hier könntest du dir überlegen, ob du nicht mal aus dem Schema F ausbrechen möchtest, zum Beispiel indem du dir mit deinem Partner für erotische Eskapaden ein Hotelzimmer (vielleicht sogar in einem Stundenhotel) buchst, oder indem ihr in neue, fantasievolle Rollen schlüpft. Sich ausgefallenen Fantasien hinzugeben oder neue prickelnde Praktiken wie softe SM-Spiele auszuprobieren, ist ohnehin etwas, wozu Sex-Experten raten, um die eigene Lust zu verstärken.[30]

- Einer Studie zufolge gelangen Frauen leichter zum Orgasmus, die häufiger Pornografie nutzen. Sie hatten beim Geschlechtsverkehr mit dem Partner weniger Schwierigkeiten, erregt zu werden, und auch vor dem Orgasmus mehr Spaß an der Sache. Der oft behauptete Nachteil, Pornografie beeinträchtige die Zufriedenheit mit der Partnerschaft, konnte hingegen nicht nachgewiesen werden.[31]

- Wenn du bei der Selbstbefriedigung allerdings eine Lieblingsfantasie hast, bei der du verlässlich kommst, die sich aber stark von deinem echten Sex unterscheidet, kann das dazu führen, dass du beim echten Sex immer mehr Probleme hast, zum Orgasmus zu gelangen. Dein sexuelles Denken und Fühlen wird dadurch immer mehr in bestimmte Bahnen gelenkt und für andere Wege weniger gut zugänglich.

Wie gehst du dieses Problem am besten an, wenn es nicht so leicht möglich ist, den Sex mit deinem Partner so stattfinden zu lassen wie in deiner Lieblingsfantasie? Die Psychologin und Sexualtherapeutin Vivienne Cass rät zu folgender Herangehensweise: Entscheide, ob du deine Lieblingsfantasie zugunsten einer neuen Fantasie aufgeben möchtest, die eher zum Sex mit deinem Partner passt. Wenn ja, onaniere für einen längeren Zeitraum zwei- bis dreimal die Woche mit der neuen Fantasie. Hierbei ist ein »harter Entzug« ebenso möglich wie ein »gleitender, allmählicher Wechsel«: Du kannst also deine bisherigen erotischen Fantasien genauso gut radikal zugunsten der neuen Fantasie aufgeben wie zunächst einmal zwischen den beiden Fantasien abzuwechseln, bis du die neue Fantasie vorherrschen lässt. Sobald deine Fantasie und die Art, wie du tatsächlich Sex hast, stärker miteinander synchronisiert sind, gelangst du beim Sex leichter zum Orgasmus.[32]

- Eine Methode, mit der Frauen Erfahrungsberichten zufolge eine mehr als dreifache Chance auf einen Orgasmus haben, ist die sogenannte »CAT«, die »Coital Alignment Technique«. Sie beruht auf einer Sexstellung, bei der deine Klitoris besonders gut und zielgerichtet stimuliert werden kann. Dabei liegst du mit gespreizten Beinen auf dem Rücken, dein Partner besteigt dich und dringt in dich ein, schiebt sich dabei aber ein Stück höher als gewohnt, sodass sich sein Becken direkt über deinem befindet. Sein Penis neigt sich dadurch in deiner Vagina nach unten. Ein Kissen unter deinen Hüften kann hilfreich sein. Wenn du möchtest, kannst du deine Beine um seinen Hintern schlingen – das führt dazu, dass er noch tiefer in dich eindringt. Jetzt macht er nicht die gewohnten Rein-raus-Stöße, sondern bewegt seinen Penis in dir kreisförmig oder sanft auf und ab. (Aufgrund dieser Bewegung nennen manche diese Praktik auch »das Korn mahlen«.) Dadurch massiert er vor allem deine Klitoris, statt unterhalb davon allein deine Vagina zu stimulieren. Du wiederum kannst seine Stöße mit deiner eigenen Hüfte zurückgeben und so den Schaft seines Penis stimulieren. Je enger ihr eure Hüften aneinandergepresst haltet, desto intensiver werden Druck und Reibung. Ihr beide solltet am ganzen Körper entspannt bleiben, während ihr euch sanft immer höher schaukelt. Lasst euch Zeit. Berichten zufolge macht es diese Methode einer Frau nicht nur viel leichter, zum Orgasmus zu kommen. Sie erlaubt beiden Partnern auch häufiger den gemeinsamen Orgasmus zur gleichen Zeit.[33]

- Manche Frauen versuchen, mithilfe der für Männer gedachten Potenzpille Viagra leichter zum Orgasmus zu gelangen. Tatsächlich verbessert Viagra auch bei Frauen die Durchblutung ihrer Genitalien, und einige Frauen, die für klinische Studien Viagra einnahmen, berichteten danach über häufigere Orgasmen. Allerdings war die Rate dieser Frauen genauso hoch wie bei den Frauen, denen man statt Viagra eine Zuckerpille gegeben hatte: Es handelte sich also lediglich um den Placebo-Effekt, bei dem man sich einbildet, dass ein Schein-Medikament ohne Wirkstoffe eine echte Verbesserung herbeiführt.[34]

Wie kann ein Mann einer Frau helfen, leichter zum Orgasmus zu gelangen?

Wir wechseln die Perspektive: Dieses Kapitel richtet sich an männliche Leser, deren Partnerin nicht so schnell und leicht zum Höhepunkt gelangt, wie sie es gern hätte. Was kannst du in dieser Situation tun, um ihr dabei zu helfen?

Zunächst einmal solltest du dir darüber klar werden, ob hier tatsächlich ein Problem vorliegt oder ob du dieses Problem nicht erst selbst erzeugst. In der Recherche für diesen Ratgeber bin ich immer wieder auf Berichte von Frauen gestoßen, die Sex ohne Orgasmus auch mal okay finden, für deren Partner es aber ungeheuer wichtig ist, sie zu ihrem Höhepunkt zu bringen. Hier stellt sich schnell der Verdacht ein, dass manche Kerle vor allem ihr Selbstbewusstsein als Lover und ihre Männlichkeit daraus beziehen und es für sie weniger wichtig ist, wie es ihrer Partnerin tatsächlich geht. Diese Frau fühlt sich dann oft regelrecht unter Druck gesetzt, unbedingt kommen zu müssen, was ihr den Höhepunkt eher schwerer als leichter macht – so wie man ja auch schwerer in den Schlaf findet, wenn man unbedingt einschlafen will. Die nötige Entspannung will sich einfach nicht einstellen.

Generell bist du nicht dafür verantwortlich, dass deine Partnerin einen Orgasmus hat, sondern kannst sie lediglich dabei unterstützen. Frauen scheinen das eher begriffen zu haben: Nur 39 Prozent der deutschen Frauen fühlen sich für den sexuellen Höhepunkt ihres Partners verantwortlich – im Gegensatz zu 59 Prozent der deutschen Männer, die sich für den Orgasmus ihrer Partnerin verantwortlich fühlen.[35] Ein Orgasmus ist aber kein Geschenk und keine Leistung, die man für einen anderen Menschen erbringt. Er stellt sich beim Sex ein oder eben nicht. Für die Beseitigung der großen Zahl möglicher Ursachen dafür, dass es zu keinem Orgasmus kommt, kannst du kaum die komplette Verantwortung übernehmen.

Zudem hilft es, wenn du dir klar machst, dass Frauen unterschiedlich sind und nicht jede Methode bei jeder Frau gleichermaßen gut funktioniert. Manche Frauen gelangen allein durch einen Penis in ihrer Vagina niemals zum Orgasmus, andere nur auf diese Weise und bei wieder anderen hängt es von der konkreten Situation ab.[36]

Aber natürlich kannst du dein Bestes tun, deiner Partnerin bei der Lösung ihres Problems zu helfen. Folgende Tipps könnten hierbei nützlich sein:

- Frage deine Partnerin, auf welche Weise sie am stärksten und am zuverlässigsten erregt wird, und höre ihr aufmerksam zu.

- Mache dir bewusst, dass trotz aller individueller Unterschiede die allermeisten weiblichen Orgasmen durch die Reizung der Klitoris erzeugt werden, entweder durch direkte Stimulation (etwa beim Streicheln mit den Fingern) oder durch indirekte (beim Geschlechtsverkehr). Wenn deine Partnerin Orgasmusprobleme hat, wechsle doch mal zu einer Technik, bei der ihre Klitoris mehr im Mittelpunkt steht, und schau, ob sie dadurch schneller kommt. Sei hier aber besonders sanft. Die Klitoris vieler Frauen ist hochsensibel. Manchmal ist sie sogar derart empfindlich, dass selbst eine sanfte Berührung als zu heftig wahrgenommen wird und du dieses Organ nur indirekt stimulieren kannst, indem du die Zone darum herum liebkost.

- Das bedeutet nicht, dass du auf den eigentlichen Geschlechtsverkehr verzichten solltest: Dem Hite-Report zufolge, einer groß angelegten Untersuchung über die weibliche

Sexualität, mögen 87 Prozent der Frauen das Eindringen des Penis in ihre Vagina – auch jene, die dadurch allein noch nie zum Orgasmus gekommen sind.[37]

- Wenn du ein Kondom verwendest, senkst du damit bei manchen Frauen die Angst vor der Übertragung einer Geschlechtskrankheit oder einer Schwangerschaft, die sie davon abhalten kann, sich in die Lust fallen zu lassen.

- Bei Frauen spielt die Beziehung, innerhalb der Sex stattfindet, eine größere Rolle als bei Männern, damit sie zum Orgasmus gelangen können. Beispielsweise fällt ihnen das in einer romantischen Partnerschaft leichter als bei einem One-Night-Stand.[38] Es ist also auch in dieser Hinsicht sinnvoll, die Liebe immer wieder zu zeigen, die du für deine Partnerin empfindest.

- Auch die gesamte Atmosphäre beim Sex spielt für Frauen oft eine weitaus größere Rolle als für Männer. Insofern empfiehlt es sich, deine Partnerin zu verwöhnen, indem du euch ein gemütliches Liebesnest errichtest, wo ihr völlig frei von Ablenkungen seid und euch allein eurer Lust widmen könnt. Dazu gehört auch die Raumtemperatur, wie das Forscherteam um Gert Holstege am Zentrum für Uroneurologie an der niederländischen Universität Groningen herausfand. »Zu Beginn unserer Versuche«, berichtete Holstege, »waren nur 50 Prozent unserer weiblichen Versuchspersonen in der Lage, zum Orgasmus zu gelangen. Dann fanden wir heraus, dass sie kalte Füße hatten. Wir gaben ihnen Socken und 80 Prozent erreichten den Orgasmus.« Natürlich seien es nicht die Socken allein, die diese Verbesserung herbeiführten, erklärte Holstege: »Der Mandelkern und der präfrontale Kortex – also die Bereiche des Gehirns, die für Nervosität, Furcht und Gefahrensignale zuständig sind – senken ihre Aktivität während des Orgasmus stark. Eine angenehme Umgebung, zu der die Zimmertemperatur gehört, trägt einen großen Teil dazu bei, dass sich eine Frau sicher, geborgen und behaglich fühlt.«[39]

- Andererseits gehören Langeweile und Eintönigkeit vor allem in Langzeitbeziehungen zu den größten Hindernissen für einen Orgasmus. Trotz allem Bedürfnis nach Geborgenheit hilft es also, wenn du öfter mal mit neuen Techniken, Fantasien, Orten und anderen Ideen experimentierst. Die menschliche Lust wird nämlich stark durch den Neurotransmitter Dopamin beeinflusst: Je mehr davon den Körper durchflutet, desto höher steigen die Chancen auf einen Höhepunkt im Bett. Die Ausschüttung von Dopamin wiederum wird durch neue Erfahrungen angeregt.[40]

- Eine Frau kommt umso zuverlässiger zum Orgasmus, je länger der Sex dauert. Wir sprechen hier vom reinen Geschlechtsverkehr mit deinem Penis in ihrer Vagina, also ohne Vorspiel – das aber natürlich auch dazu beitragen kann, eine Frau in die richtige Stimmung zu bringen. Deine Liebste dürfte also eine höhere Chance auf einen Orgasmus haben, je dauerhafter es dein Penis schafft, hart zu bleiben.[41] Ob du dafür zu Unterstützung wie bestimmte Medikamente oder einen Cockring greifen möchtest, bleibt dir überlassen.

- Auch langfristig brauchst du womöglich Geduld. Vielleicht hat deine Sex-Partnerin noch nicht ausreichend Vertrauen zu dir entwickelt, um einen Orgasmus zulassen zu können. Dann heißt es für dich: nicht drängen, sondern Wege finden, den Sex gemeinsam zunächst auch ohne ihren Orgasmus zu genießen.

- Hilfreich kann es auch sein, wenn du deine Partnerin ihren Höhepunkt durch Selbstbefriedigung haben lässt, während du dabei zuschaust. Dann kannst du diese Selbstbefriedigung entweder nach und nach in gemeinsamen Sex übergehen lassen oder schauen, ob du die Art, wie sie Hand an sich legt, für deine eigenen Berührungen ihres Körpers übernehmen kannst.[42]

- Für eine Studie, die in der Fachzeitschrift *Archives of Sexual Behaviour* veröffentlicht wurde, ermittelten Wissenschaftler, dass ein Mann die Aussichten seiner Partnerin auf einen Orgasmus von 66 auf volle hundert Prozent heben kann, wenn er beim Sex drei Dinge kombiniert: »Frauen neigen allerdings eher dazu, beim Geschlechtsverkehr zum Orgasmus zu kommen, wenn er intensive Küsse, manuelle Vaginalstimulation und/oder

Oralsex enthält«, berichten die Wissenschaftler.[43] Am klügsten sei es, den Geschlechtsverkehr nicht durch diese Praktiken zu ersetzen, sondern ihn damit zu ergänzen.

- Ein interessantes Nebenergebnis der Studie ist, dass Frauen, die beim Sex häufiger einen Orgasmus genießen als andere Frauen, sich generell aufgeschlossen verhalten. So sagen sie eher, was sie im Bett wollen, loben den Partner für seine Liebhaberqualitäten, betreiben mit ihm Sexting per Mail oder Telefon, tragen häufiger sexy Dessous und sind eher bereit, neue Stellungen und Praktiken auszuprobieren.[44] Hier stellt sich allerdings die Frage nach Ursache und Wirkung: Ist das sexuell aufgeschlossenere Verhalten eine Reaktion auf die häufigeren Orgasmen oder sind diese Höhepunkte auch eine Folge davon, dass die betreffende Frau ihre erotische Seite insgesamt stärker auslebt? Vermutlich handelt es sich um eine Wechselwirkung.

- Gönne deiner Partnerin eine sanfte Massage. Dadurch kannst du bei ihr nicht nur eine Vielzahl jener erogenen Zonen stimulieren, die sich außerhalb ihres Schoßes befinden, sondern erlaubst ihr auch, sich in wohlige Entspannung gleiten zu lassen. Manche Sextherapeuten empfehlen eine halbe Stunde ausgiebigen Kuschelns, bevor man einer Frau zwischen die Beine geht.[45]

- Hab keine Angst davor, dass dich ein Sexspielzeug »ersetzen« könnte (die meisten deutschen Frauen besitzen ohnehin einen Vibrator), sondern nimm es als das wahr, was es ist: ein nützliches Hilfsmittel auf dem Weg zu höchster Lust. Alles, was eine Frau für einen emotional erfüllenden Höhepunkt benötigt, kann ein Vibrator sowieso nicht bieten.

- Noch etwas Interessantes fand die Sexualforscherin Hannah Warshowsky in einer Studie heraus, die 2020 im Fachmagazin *Sexual and Relationship Therapy* veröffentlicht wurde. Dieser Untersuchung zufolge kann sogenannte »Bibliotherapie« die Fähigkeit eines Mannes verbessern, seiner Partnerin zum Orgasmus zu verhelfen. Dabei bezeichnet der hochtrabende Begriff »Bibliotherapie« nichts anderes als die Lektüre von Büchern, die erklären, wie das sexuelle Empfinden abläuft und wie es noch genussvoller gestaltet werden kann. Männer, die das tun, verbessern dadurch auch ihre Kommunikation mit ihrer Partnerin im Bett. Indem du diesen Ratgeber hier liest, tust du also bereits exakt das Richtige – und je mehr du in dieser Hinsicht liest, ein desto besserer Liebhaber dürftest du werden.[46]

Welche Orgasmusprobleme haben Männer – und wie können sie dagegen angehen?

Bis jetzt haben wir ausschließlich darüber gesprochen, wie sehr Frauen zu kurz kommen, wenn es um den Orgasmus geht. Bei der Recherche zu diesem Ratgeber hat sich mir noch einmal gezeigt, welche Fülle an Veröffentlichungen es hierzu gibt. Bezeichnenderweise, so stellte der Sexualforscher Edward Laumann in einer Studie fest, ist es für die Zufriedenheit der meisten – im Bett angeblich so egoistischen – Männer sogar wichtiger, dass die Partnerin den Höhepunkt erreicht als sie selbst. »Beide Partner«, erläuterte Lautmann, »sind gefühlsmäßig eindeutig am zufriedensten, wenn die Frau während des Geschlechtsaktes häufig Orgasmen hat.«[47] Zu dieser Einstellung mag der Eindruck beitragen, dass der männliche Höhepunkt sich ja ohnehin einstellt und man ihm deshalb keine besonders große Aufmerksamkeit zu widmen braucht.

»Über Erlebnis- und Orgasmusstörungen bei Männern existiert vergleichsweise wenig Literatur, schaut man sich die unüberschaubare Menge an Literatur über Orgasmusstörungen bei Frauen an«, befindet auch die Sexualwissenschaftlerin Sabine zur Nieden. »Die männliche Ejakulation wird als unhinterfragte Tatsache mit dem männlichen Orgasmus gleichgesetzt. Nach der Erlebnisqualität wird bei Männern zu wenig gefragt.« In einer Zwischenüberschrift ihrer Arbeit gelangt zur Nieden zu der treffenden Zusammenfassung: »Frauen sollen fühlen, Männer funktionieren.«[48]

Erlebnisqualität? Richtig: Ein Orgasmus ist bekanntlich nicht wie der andere. Manche sind mit echter Ekstase verbunden, andere nur mit schwachen Gefühlen. Beim Mann scheint der Orgasmus durch die Ejakulation allerdings besonders gut sichtbar zu sein. Dadurch entsteht leicht der Eindruck: Solange der Mann nur abgespritzt hat, ist alles paletti.

Aber auch hier liegen die Dinge wieder komplizierter. Das beginnt schon damit, dass beim Mann Orgasmus und Ejakulation keineswegs dasselbe sind, obwohl die beiden Begriffe manchmal sogar in der Fachliteratur benutzt werden, als wären sie austauschbar. Tatsächlich handelt es sich jedoch um zwei getrennte körperliche Vorgänge, der eine im Gehirn, der andere im Unterleib, und sie können sehr gut unabhängig voneinander auftreten.

Klar: Bei den meisten Männern finden sie gleichzeitig statt und scheinen deshalb fest zusammenzugehören, ja geradezu identisch zu sein. Allerdings können vor allem Querschnittsgelähmte, aber auch völlig gesunde Männer auch einen Höhepunkt im Kopf erleben, bei dem der Samenerguss ausbleibt. Am häufigsten kommt das bei Jungen vor, die die Pubertät noch nicht erreicht haben, deren Sexualorgane die Samenflüssigkeit also noch gar nicht produzieren können. Aber auch Erwachsene berichten von solchen Erfahrungen. Umgekehrt ist es gut möglich, dass ein Mann zwar ejakuliert, dabei aber nicht jenes heftige, rauschartige Gefühl erlebt, das für den Orgasmus so typisch ist.

Nur weil du einen Samenerguss hattest, brauchst du also noch lange nicht sexuell befriedigt zu sein – auch wenn deine Partnerin genau das vermuten dürfte. Auch für viele Forscher war die Sache, was Männer angeht, erledigt, solange zum Schluss nur Sperma im Spiel war. Der dänische Wissenschaftsjournalist Tor Norretranders empfindet das als problematisch. »Anscheinend erleben viele Männer ihren sexuellen Höhepunkt oft nicht als befriedigend, selbst wenn sie zum Samenerguss kommen«, stellte er anhand einiger Befragungen von Männern fest. »Darüber redet man nicht und betreibt auch keine Forschung.«

Norretranders geht sogar so weit zu sagen: »Sobald die irreführende Gleichsetzung von Orgasmus und Samenabgang einmal aufgehoben wird, kommen vermutlich mehr Männer als Frauen selten oder gar nicht in den Genuss dieses Erlebnisses. Dem dänischen Forscher zufolge besteht hier aber auch ein Desinteresse bei den Kerlen selbst: ›Man ist kein Mann, wenn man der Frau keinen ordentlichen Orgasmus verschafft. Leicht und nonchalant übergeht man seinen eigenen Orgasmus.‹[49] Norretranders veranschaulicht dieses Dilemma anhand einer Witzzeichnung in einer dänischen Tageszeitung, wo ein Mann seine Prioritäten beim Geschlechtsverkehr wiedergibt: ›Ich verschaffe ihr natürlich jedesmal einen Orgasmus. Zuerst ein Vorspiel zum Anheizen. Und wenn sie so richtig geil ist, schlecke ich sie zum Orgasmus, dass sie ganz wild wird und mir die Nägel in den Rücken bohrt. Mein Orgasmus? Ja, davon liefere ich jedesmal ein Löffelchen voll ab!‹«[50]

Sexualmediziner beschreiben eindrücklich, wie beim Geschlechtsverkehr eine Situation entsteht, in welcher der männliche Höhepunkt hinter dem der Frau zurückbleibt:

»Der Mann spannt die Muskeln der Oberschenkel und des Bauchs an in dem Bemühen, während des Beischlafs die Klitoris zu stimulieren. [...] Diese Anstrengung führt leicht zu einem oberflächlichen Orgasmus, weil er in den angespannten Muskeln eingesperrt wird und sich nicht in den übrigen Körper ausbreiten kann. Aber die Spannungen kommen nicht nur daher, dass die Männer sich anstrengen, um dem Partner Befriedigung zu verschaffen. Dahinter stecken in vielleicht noch höherem Maße unbewusste Faktoren. Die Männer haben von Kindesbeinen an gelernt, sich zu bremsen, sich zurückzuhalten und den Unterleib anzuspannen. Man hat gelernt, die Lust niederzuhalten, das Lusterlebnis zu bremsen.«[51]

Als Folge davon entgeht den meisten Männern das durchflutende Ganzheitserlebnis, von dem viele Frauen berichten.

Was kannst du nun tun, um deinen Orgasmus in deinem gesamten Körper wahrzunehmen statt lediglich in deinem Kopf und deinem Penis?

- Versuche, beim Sex auch mal auf deinen Atem zu achten. Verändert sich deine Erregung, wenn du seine Tiefe und sein Tempo änderst? Normalerweise atmen wir bei steigender Erregung immer kürzer und schneller. Viele Männer spüren aber, wenn sie stattdessen längere und tiefere Atemzüge machen, einen mehr über ihren Körper verteilten Orgasmus. Zu einem intensiven Erlebnis kann es auch führen, wenn du deinen Atem kurz vor dem Höhepunkt anhältst und dann in den Orgasmus hineinatmest.

- Spannst du beim Geschlechtsverkehr Teile deines Körpers an, die du bewegen könntest, oder hältst sie starr? Dann experimentiere zunächst mal bei der Selbstbefriedigung, ob bestimmte Bewegungen beispielsweise deiner Hüfte, deiner Arme oder deiner Beine zu intensiveren Empfindungen führen. Gibt es etwas, das sich besonders gut anfühlt? Übertrage diese Übung auf den Sex mit deiner Partnerin.

- Spanne kurz vor dem Orgasmus die Muskeln in deinem Unterleib bewusst an und lass sie vollkommen locker, sobald du kommst. Das lässt dich deine Muskelspannung zunächst stark spüren und erlaubt dir dann, diese Spannung aufzulösen. Der dabei entstehende Kontrast schärft deine Wahrnehmung für diesen Vorgang. Dasselbe kannst du auch mit anderen Muskeln machen, wenn du merkst, dass du sie beim Sex anspannst oder verkrampfst.

- Achte darauf, welche Signale in deinem Körper darauf hinweisen, dass sich in dir ein Orgasmus aufbaut. Experimentiere, wie du diesen Orgasmus hinausschieben und möglichst lange auf einer hohen Welle der Lust surfen kannst. Am einfachsten gelingt das, wenn du das Tempo immer mehr zurücknimmst, je heftiger du deinen Höhepunkt heranbrausen fühlst – unter Umständen bis zum Stillstand und kurzen Abkühlen, bevor du wieder weitermachst.

- Lass deine Partnerin Teile deines Körpers außerhalb deines Unterleibes liebkosen, während du kommst. Beispielsweise könnte sie deine Füße oder deine Kopfhaut massieren, während du dich selbst befriedigst. Spüre nach, inwiefern sich deine Empfindungen beim Höhepunkt dadurch verändern.

- Wenn du beim Orgasmus normalerweise tief in deine erotischen Fantasien eintauchst, versuche stattdessen hin und wieder, dich kurz vor und während des Höhepunktes nur auf deinen Körper und dessen Empfindungen zu konzentrieren.[52]

Was können Männer tun, die zu lange zum Orgasmus brauchen?

Auch bei Männern kommt es vor, dass sie zwar zu hoher sexueller Erregung, dann aber aus Gründen, die sie selbst nicht durchschauen, einfach nicht zum Höhepunkt gelangen. Ähnlich wie bei Frauen können auch hier die Ursachen vielfältig sein. Diese gibt es erstens auf der körperlichen Ebene. Hier wäre an neurologische Störungen als Begleiterscheinung bestimmter Krankheiten zu denken, an Prostatabeschwerden und nicht zuletzt an bestimmte Medikamente: insbesondere sogenannte »Serotonin-Aufnahmehemmer«, wie sie manche Antidepressiva darstellen. Zweitens sind ähnliche psychologische Ursachen vorstellbar wie bei Frauen, also etwa eine seelische Belastung im Zusammenhang mit einem Trauma, das mit Sex zu tun hat (etwa wenn der Betreffende von einer Frau zum Sex gedrängt wurde, ohne es selbst zu wollen), Angst vor zu viel Intimität, Angst davor, die Partnerin zu schwängern, eine Zwangsneurose oder eine erotisch wenig attraktive Partnerin. Drittens schließlich gibt es Ursachen auf der Verhaltensebene, beispielsweise wenn der betreffende Mann sich bei der Selbstbefriedigung angewöhnt hat, durch eine Praktik zu kommen, die beim Sex mit der Partnerin keine Rolle spielt.

Auch was ihren Körper angeht, können Männer von denselben oder sogar noch stärkeren Unsicherheiten geplagt werden wie Frauen. Das stellte sich heraus, als die Website *QueenDom.com* eine Umfrage veröffentlichte, die unter 15.000 sexuell aktiven Erwachsenen durchgeführt worden war. Hier zeigte sich: Während 46 Prozent der Frauen glaubten, ihr Scheitern, den Orgasmus zu erreichen, liege an mangelnder Selbstsicherheit bezüglich ihres Aussehens, traf dasselbe auf volle 70 Prozent der Männer zu. Diese gaben an, das Problem liege darin begründet, dass sie sich zu sehr damit beschäftigten, wie sie beim Sex auf ihre Partnerin wirkten.[53]

Die Ansätze, dieses Problem zu lösen, spiegeln zum Teil die Tipps, die man Frauen mit diesem Problem geben kann:

- Steige bei der Selbstbefriedigung auf andere Techniken um. Beispielsweise kann selbst die engste Vagina niemals denselben Druck auf den Penis erzeugen wie eine Faust. Erweitere nach und nach das Spektrum der Berührungen, die dich in Ekstase bringen. Darüber hinaus kannst du die bewährten Methoden deiner Selbstbefriedigung, bei denen du zuverlässig zum Orgasmus kommst, auch Teil von eurem Sex zu zweit machen.

- Wählt für den Sex einen Moment aus, zu dem ihr sicher sein könnt, ungestört zu bleiben, und auch nicht zu gestresst oder erschöpft seid. Unter Umständen müsstest du den Stress in deinem Leben generell reduzieren, was seine Zeit dauern kann.

- Du solltest nur dann mit deiner Partnerin ins Bett gehen, wenn du wirklich erregt bist. Die Weltsicht, Männer seien ja sowieso ständig scharf, ist ein Mythos. Auch eine Erektion allein genügt als Beweis für echte starke Erregung nicht.

- Rücke stärker in den Vordergrund, was du dir vom Sex erwartest, statt dich allein auf die Bedürfnisse deiner Liebsten auszurichten. Gerade Männer, die ihrer Partnerin alles recht machen und möglichst perfekt sein wollen, verbauen sich dadurch den Weg zu ihrer eigenen Lust.

- Fokussiere dich nicht darauf, unbedingt einen Orgasmus haben zu müssen, sondern stattdessen auf den Spaß am Sex selbst. Wenn ihr euch stundenlang miteinander vergnügt, verlieren die wenigen Sekunden Orgasmus an Bedeutung.

- Stoppe dein Gedankenkarussell an sexuellen Sorgen und Ängsten, indem du dich stärker einer erotischen Fantasie hingibst. Diese Fantasie darfst du auch mit Pornos und Erotika ankurbeln. Ideal ist es, wenn du mit deiner Partnerin darüber sprechen und sie mit einbeziehen kannst, aber das ist nicht zwingend notwendig.

- Manchmal sind für einen ausbleibenden Orgasmus tief sitzende seelische Probleme verantwortlich: beispielsweise eine frühere Traumatisierung durch einen sexuellen Übergriff, eine sexualfeindliche Erziehung, Schuldgefühle, sobald du Lust und Genuss empfindest, versteckte Depressionen, Ängste oder das Ignorieren deiner eigenen Bedürfnisse zugunsten denen deiner Partnerin. In all diesen Fällen können Gespräche mit einem Therapeuten hilfreich sein.

- Auch das Älterwerden kann dazu führen, dass man weniger leicht zum Orgasmus kommt. Wenn du glaubst, dass es daran liegt, frage deinen Hausarzt, wie du am besten gegensteuern kannst. Dasselbe gilt, wenn du Krankheiten hast oder Medikamente (etwa Schmerzmittel) einnimmst, die deine Lust beeinträchtigen.

- Nimm Sextoys wie einen Vibrator oder auch nur ein Gleitmittel zu Hilfe. Solche Gleitmittel können deine Genitalien sensibler auf Berührungen reagieren lassen und den Sex noch vergnüglicher machen.[54]

Was kann ein Mann tun, der zu schnell kommt?

»Der vorzeitige Samenerguss ist das häufigste sexuelle Problem des Mannes«, stellt die österreichische Gesellschaft für Urolagnie und Androlagnie fest. »Dabei wird beinahe jeder Mann schon einmal einen vorzeitigen Samenerguss erlebt haben oder gelegentlich erleben. Dies ist völlig normal und hat viel mit der Umgebung, Stimmung und Anspannung in der jeweiligen Situation zu tun. Zum Problem wird es nur, wenn ein vorzeitiger Samenerguss in der Mehrzahl der sexuellen Kontakte auftritt.«

Von diesem Problem seien wissenschaftlichen Untersuchungen zufolge bis zu 35 Prozent aller Männer mehr als gelegentlich betroffen.[55]

»So ziemlich jeder Kerl leidet zu Beginn einer neuen Beziehung darunter«, behaupten sogar die beiden renommierten Sex-Ratgeber-Autorinnen Lorelei Sharkey und Emma Taylor und nennen als Ursachen Nervosität, Stress und Übererregung.[56] Manche Männer versuchen, ihre Erregung zu dämpfen, indem sie an Dinge denken, die langweilig oder abtörnend sind, aber das ist eigentlich nicht der Sinn eines erotischen Erlebnisses. Aus ähnlichen Gründen halte ich die Verwendung von Salben, die einen

Orgasmus verzögern, indem sie die aufgetragene Stelle betäuben, für keine gute Idee.

Auf medizinischer Ebene beginnt man das Problem immerhin in den Griff zu bekommen. So ist seit über zehn Jahren die erste Pille gegen vorzeitigen Samenerguss unter dem Namen »Priligy« rezeptpflichtig in Apotheken erhältlich. Die vorliegenden Untersuchungen sprechen hier von einer Verlängerung der Zeit zwischen Eindringen des Penis und Ejakulation »im Schnitt um eine Minute, eventuell bis zu zwei Minuten«.[57]

Manche Menschen benutzen Medikamente auf anderen Wegen: In einem der vorangegangenen Kapitel hatte ich ja erwähnt, dass beispielsweise Antidepressiva die sexuelle Erregung dämpfen können. Sie lassen sich zu diesem Zweck auch gezielt verwenden, wenn man einen Arzt findet, der einem ein solches Medikament verschreibt und überwacht, ob man die richtige Dosis einnimmt und ob es hilft. Die Nachteile dieser Methode: Du musst das Medikament ein paar Stunden vor dem Sex einnehmen, damit es wirkt, es hat mitunter Nebenwirkungen wie Müdigkeit und sobald du es absetzt, ist das alte Problem wieder da. Die Vorteile: Wenn es funktioniert, kannst du langfristig lernen, dich beim Sex mehr zu entspannen, statt dir ständig

Sorgen darum machen zu müssen, dass du zu früh kommst. Falls dir Medikamente zu heftig sind, kannst du es auch mit dem maßvollen Genuss von Alkohol versuchen, der auf sexuelle Erregung ebenfalls eine dämpfende Wirkung hat.

Allerdings weisen manche Forschungsergebnisse stark darauf hin, dass eine »zu frühe« Ejakulation höchstens zum Teil ein medizinisches Problem darstellt. Stattdessen hängt sie unter anderem von der Selbstwahrnehmung eines Mannes ab. Das stellte sich bei einer Studie der Urologischen Klinik der Universität Köln heraus. Als die Forscher sexuell zufriedene Personen im Alter von 25 bis 40 Jahren befragten, gaben die Männer unter ihnen an, ungefähr 20 bis 30 Minuten nach Beginn des Verkehrs zum Höhepunkt zu gelangen. Ihren Partnerinnen erschien das etwas hoch gegriffen. Sie schätzten die Zeit eher auf 6 bis 12 Minuten. Als die Befragten diese Dauer allerdings mit einer Stoppuhr messen sollten, zeigte sich, dass es bis zur Entladung des Mannes nur drei Minuten dauerte. Jetzt unternahmen die Forscher den gleichen Versuch mit Männern, die berichteten, an vorzeitigem Samenerguss zu leiden. Überraschenderweise kamen diese nur 29 Sekunden schneller als die Männer, die sexuell zufrieden waren.[58]

Hier wird deutlich, dass die Frage, ab wann eine Ejakulation »vorzeitig« ist, stark vom persönlichen Standpunkt eines Mannes und seiner Partnerin abhängt. Vielleicht hat einer von beiden einfach zu hohe Erwartungen? Wenn ein Mann, der relativ zügig kommt, auf eine Frau stößt, die bis zu ihrem Orgasmus recht lange benötigt, dann ist es denkbar, dass jeder von beiden entweder die Sexualität des anderen oder die eigene als »problematisch« bewertet.

Der Sexualtherapeut Robert W. Birch erklärt dieses Missverständnis näher:

»›Vorzeitige‹ oder ›schnelle‹ Ejakulation ist relativ zu den Erwartungen eines Partners. Es gibt Männer, die fünf Minuten lang zustoßen können, bevor sie sich ergießen, und sich dann beklagen, weil sie gehofft hatten, weitere 25 Minuten durchzuhalten. Es gibt Männer, die es zwanzig Minuten lang schaffen, aber ihre Partnerinnen beklagen sich, dass sie nicht auf sie gewartet haben – oder schlimmer noch, sie ziehen Vergleiche zu ihrem letzten Lover, der einen Rekord für Marathonrammeln aufgestellt hat. Man denke an ein anderes Paar, das nach einem sehr romantischen Abend über eine Stunde miteinander fummelt. Im Verlauf des Liebesspiels stimuliert der Mann erst mit der Hand, dann mit dem Mund seine Partnerin, die daraufhin drei Orgasmen erlebt. Dann besteigt er sie, stößt hart

und tief zu und ergießt sich in etwa 45 Sekunden. Dieses Paar hält sich im Nachglühen ihres intimen Erlebnisses in den Armen und teilt einander mit, wie wundervoll es war, miteinander Liebe zu machen. Hat dieser Mann ein Problem? Nicht wenn beide mit ihrer Erfahrung glücklich sind. Aber was wenn er sich in eine andere Beziehung weiterbewegt und die nächste Frau nicht zufrieden damit ist, durch Oralverkehr zum Orgasmus zu kommen und erwartet, zehn Minuten lang durchgepflügt zu werden? Diese Beispiele machen klar, dass die Erwartungen eines Mannes oder seiner Partner(innen) etwas damit zu tun haben, dass er sich zuschreibt, ein Problem zu haben.«[59]

Bevor du deine eigene Sexualität als therapiebedürftig wahrnimmst, könnte es dir vielleicht helfen, stattdessen deine Erwartungen (oder die deiner Partnerin) ein wenig zu dämpfen. »Eine Frau, die innerhalb von zwanzig Sekunden nach der Penetration zum Höhepunkt kommt, bezeichnet man schließlich auch nicht als vorzeitig orgastisch«, befindet die Sexualtherapeutin Eva Margolies.[60]

Davon abgesehen gibt es eine ganze Reihe von Tricks, um dieses Problem anzugehen:

- Auch hier könnte es helfen, beim Sex tiefer durchzuatmen und dich dadurch mehr zu entspannen. Gemeinsam mit dem Stresspegel sinkt der Druck und damit die Möglichkeit eines frühen Abspritzens. Eine Massage oder ein warmes Bad vor dem Sex können ähnlich gute Dienste leisten. Und wenn du beim Sex normalerweise der aktive Partner bist, während deine Liebste unter dir liegt, möchtet ihr vielleicht einmal ausprobieren, ob du dich stärker entspannen kannst, wenn ihr die Rollen tauscht.

- Probiere auch mal aus, ob du nach einer kurzen Erholungspause nach deinem ersten Orgasmus in der Lage bist, mit deiner Partnerin ein zweites Mal Sex zu haben – oder gar ein drittes? Erfahrungsgemäß dauert es dabei immer länger zum Orgasmus.

- Bei vielen Menschen ist der sexuelle Druck größer, wenn sie vor dem Sex mehrere Tage lang keinen Orgasmus hatten. Diesen Effekt kannst du unter anderem durch gelegentliche Selbstbefriedigung leicht beseitigen. Einige Stunden vor dem Sex wäre allerdings zu spät dazu, weil durch das Onanieren auch der Testosterongehalt in deinem Blut steigt und du dadurch kurzzeitig noch ein wenig leichter erregbar wirst als ohnehin.

- Selbstbefriedigung ist auch eine wunderbare Gelegenheit, sich in Selbstkontrolle zu üben: Beim sogenannten »Edgeplay« bringst du dich immer wieder dicht an die Schwelle zum Orgasmus und lernst, dort zu verharren und dich nicht zu berühren, bis deine Erregung wieder nachlässt. Tue das ein paarmal hintereinander. Mit der Zeit sollte deine Selbstbeherrschung in solchen Situationen wachsen. Bitte jetzt deine Partnerin, dich mit der Hand bis kurz vor den Höhepunkt zu bringen, um deinen Penis dann in Ruhe zu lassen und dich auf andere Weise sanft zu liebkosen. Sobald du spürst, dass sich in dir ein Orgasmus aufbaut, gibst du deiner Partnerin ein Zeichen, damit sie dir Gelegenheit gibt, wieder abzukühlen.[61] Der Sinn dieser Technik besteht auch darin, dir ein besseres Gespür für die Vorgänge in deinem eigenen Körper zu verleihen, statt dass du deinen Orgasmus als etwas wahrnimmst, das urplötzlich über dich herein- bzw. aus dir herausbricht. Als sogenanntes »Teasing and Denial« (zu Deutsch: »Aufreizen und Verweigern«) kann diese Praktik aber auch ein eigenes sexuelles Spiel sein, das viele Menschen als besonders lustvoll erleben. Im Rahmen dieser Buchreihe ist unter dem Titel »Keuschhaltung & Orgasmuskontrolle« ein eigener Ratgeber dazu erschienen.

- Oft hilft die sogenannte »Quetschtechnik«, eine Ejakulation zu verzögern. Dabei presst du oder deine Partnerin, kurz bevor du kommst, deinen Penis mit Daumen und Zeigefinger für mehrere Sekunden fest zusammen. Die günstigste Stelle hierfür ist die Kranzfurche der Eichel. Dieser Griff drängt Blut aus dem Penis zurück, die Erektion lässt ein wenig nach und dein Samenerguss wird verschoben.

- Einen anderen Orgasmusstopper stellt ein kurzes, aber entschiedenes Ziehen am Hodensack dar – wobei man natürlich immer noch so sanft sein sollte, keinen Schaden anzurichten. Diese Methode soll allerdings nicht so erfolgreich sein wie die Quetschtechnik.

Sexualmediziner weisen Männer mit Ejakulationsproblemen aber mit Nachdruck darauf hin, dass solche Probleme häufig durch viele verschiedene Ursachen gleichzeitig bedingt sind. Den einen einfachen Trick als Patentlösung gibt es deshalb oft nicht. Stattdessen ist es sinnvoller, das Sexualverhalten insgesamt zu ändern – gemeinsam mit seiner Partnerin. Dies führen die Sexualtherapeuten Michael Metz und Barry McCarthy folgendermaßen aus:

»Wenn Sie das Problem nicht als ein Team angehen, kann Sie ein Rückschlag beide entmutigen und zu gegenseitigen Schuldzuweisungen führen. Sollten Sie eine neue Beziehung suchen, ist es wichtig, eine Partnerin zu wählen, zu der Sie sich hingezogen fühlen, bei der Sie sich wohlfühlen und der Sie zutrauen, Ihre Verbündete dabei zu sein, Ejakulationskontrolle zu lernen. Vielen Männern mit entsprechenden Problemen ist das Problem so peinlich, dass sie sexuelle Beziehungen vermeiden, sich mit One-Night-Stands zufriedengeben und das Problem entweder ignorieren oder sich für ihre schlechte sexuelle Leistung entschuldigen. Sie müssen sich dieser Frau als einem ›sexuellen Freund‹ annähern. Offenbaren Sie Ihr Problem, ohne sich dafür zu entschuldigen. Sagen Sie ihr, dass Ihnen ihre sexuellen Gefühle und Bedürfnisse wichtig sind und dass Sie gern ihre partnerschaftliche Zusammenarbeit dabei hätten, Ihre Ejakulationskontrolle zu verbessern und eine befriedigende sexuelle Beziehung aufzubauen. Ihre Führung ist bei diesem Veränderungsprozess wichtig.«[62]

Diese Einsicht führt uns direkt zum nächsten Kapitel.

Was kann die Partnerin eines Mannes tun, der früh kommt?

Wenn ein Mann davor zurückschreckt, offen mit seiner Partnerin über sein Problem mit frühzeitigen Ejakulationen zu sprechen, kann das daran liegen, dass er damit schon schlechte Erfahrungen gemacht hat. Manche Frauen tragen unabsichtlich dazu bei, dieses Problem zu verschlimmern. Ein Grund dafür können sexistische Vorurteile gegen Männer sein: etwa der pauschale Glaube daran, dass Männer im Bett Egoisten seien und es ihnen nur darum gehe, möglichst schnell zum eigenen Orgasmus zu kommen. Wer seine Ejakulation nicht lange genug zurückhalten kann, wird dann als Charakterschwein wahrgenommen. »Im Unterschied zu Männern mit anderen Funktionsstörungen«, erklärt die Sexualtherapeutin Eva Margolies, ernteten von vorzeitiger Ejakulation betroffene Männer »leider bei allzu vielen Frauen nur Groll und Verachtung«.[63]

Dies erhält das Problem aufrecht, wie Margolies weiter erklärt:

»Selbst bei einer verständnisvollen Reaktion der Partnerin fürchten viele Männer, die geliebte Frau könne sich einem Mann von größerem Durchhaltevermögen zuwenden, falls das Problem nicht beseitigt wird. Reagiert aber die Partnerin eines Mannes nicht gerade mitfühlend – und ich möchte kurz erwähnen, dass das auf viele Frauen zutrifft –, kann seine Verzweiflung solche Ausmaße annehmen, dass er vor lauter Angst noch schneller kommt. Zusätzlich treten manchmal sogar noch Erektionsstörungen auf.«[64]

Die bittere Ironie bei der Sache liegt darin, dass Männer, die zu schnell kommen, gerade nicht zu den egoistischen Machos gehören, als die sie häufig gesehen werden, sondern sich im Gegenteil fast nur an den Bedürfnissen ihrer Liebsten ausrichten. Margolies' therapeutischer Erfahrung zufolge leiden sie »weit mehr unter den Minderwertigkeitsgefühlen oder der Angst, die Partnerin nicht befriedigen zu können, als unter dem eigenen herabgesetzten oder fehlenden körperlichen Lustempfinden.« Auch bei der Frage, was sie sich von einer erfolgreichen Therapie versprechen, richten sich diese Männer vor allem auf ihre Partnerin aus. So antworten sie zum Beispiel: »Ich möchte meine Kontrollfähigkeit verbessern, damit meine Frau nicht so frustriert und wütend auf mich ist.« Kaum einer befindet, es gehe ihm »um eine Steigerung seiner eigenen sexuellen Lust.« Ein dermaßen ausgerichteter Mann und eine entsprechend ungnädige Partnerin sind einer Lösung dieses Problems stark abträglich: »Kaum betritt ein unter derartigen Angstzuständen leidender Mann das Schlafzimmer, ist er nur noch ein von Panik ergriffenes Nervenbündel. Er konzentriert sich ausschließlich darauf, die von ihm erwartete Leistung zu erbringen, und achtet überhaupt nicht mehr auf das, was mit seinem Körper vorgeht. Auf dieser fehlenden oder reduzierten Konzentration auf den eigenen Körper basiert die fehlende oder reduzierte Kontrolle«.[65]

Unwirsche Reaktionen von weiblicher Seite werden allerdings nicht nur durch die Fehlwahrnehmung ausgelöst, beim Sex benutzt worden zu sein, führt Margolies weiter aus. Stattdessen steckt oft noch mehr dahinter:

»Zwar behaupten wir nachdrücklich, wir wollten einen verletzlichen, sensiblen Mann, aber ganz bestimmt wollen wir keinen mit Problemen. Vielen Frauen ist es schlicht unangenehm, wenn ein Mann ein sexuelles Problem hat. Dieses Gefühl übermitteln sie manchmal stillschweigend, manchmal auch freimütig und offen. Aber die Leistung eines Mannes sitzt nicht allein in

seinem Kopf, sie beherrscht den ganzen Mann. In dem Maß, in dem eine Frau einen Mann für sein sexuelles Problem verantwortlich macht, hindert sie ihn gleichzeitig an der Bewältigung seines Problems.«[66]

Jetzt weißt du also schon mal, was du alles falsch machen kannst, falls dein Partner sich mit diesem Problem quält. Der richtige Weg zu mehr gemeinsamem Spaß ist folgerichtig, auf Schuldzuweisungen, Vorwürfe und generell jede Anspruchshaltung zu verzichten. Zeige ihm lieber, dass er auch in dieser Hinsicht auf dich zählen kann. »Ist die Beziehung neu, kommen viele Männer noch schneller als gewöhnlich«, berichtet Eva Margolies: Sie haben Angst, aufgrund ihres frühen Samenergusses abgelehnt zu werden. »Fühlen sie sich zunehmend sicherer und sind überzeugt, die Partnerin sei für sie da, vorzeitige Ejakulation oder nicht, verringert sich die Schwere des Problems fast automatisch.«[67]

Wie so oft beim Sex liegt der Schlüssel zur Zufriedenheit in gelungener Kommunikation. Zeige deinem Partner in dieser Situation, dass er sich auf dich verlassen kann und dass du ihm geduldig dabei helfen möchtest, die Ursachen für den hohen Druck zu finden, unter dem er steht. Überlege gemeinsam mit ihm, welche der im vorangegangenen Kapitel aufgeführten Techniken hilfreich sein könnten und wie ihr sie am besten in die Tat umsetzt. Vielleicht möchtet ihr auch den Sachverstand eines Sexualtherapeuten hinzuziehen? Je besser es dir gelingt, deinem Liebsten klarzumachen, dass du auch in dieser Situation zu ihm hältst, desto eher habt ihr mehr Spaß im Bett.

Wie kannst du deine Orgasmen heftiger werden lassen?

Es gibt eine ganze Reihe von Techniken, die beiden Geschlechtern dabei helfen können, ihre Orgasmen noch berauschender und vielfältiger werden zu lassen. Darum wird es auf den folgenden Seiten gehen.

Ein Umstand, der dazu führt, dass deine Orgasmen nicht so heftig sind, wie sie sein könnten, hat mit allzu großer Routine zu tun. Sex mit deinem Partner findet immer wieder auf dieselbe Weise statt und beschert euch immer noch sehr angenehme Gefühle, aber er ist nicht mehr so gigantisch wie früher? Euer Sex ist nicht mehr aufregend, sondern zur Gewohnheit geworden? Die Aufregung, die damit verbunden ist, seinen Partner und seine Reaktionen im Bett zu erforschen und gemeinsam herauszufinden, was euch am meisten Spaß macht, ist verloren gegangen?

Dem könnt ihr zum Beispiel auf folgende Weise entgegenwirken:

- Lasst den Sex seltener stattfinden, aber vereinbart dafür einen festen Termin. Auf diese Weise gebt ihr eurer Vorfreude Gelegenheit, sich voll zu entfalten, und ihr könnt bereits in Tagträumen davon schwelgen. Eine kleine »Kontaktsperre« kann das unterstützen: Untersuchungen der Atlantic University in Florida haben ergeben, dass Männer alle hundert Stunden, die sie von ihrer Partnerin getrennt verbringen, eine 10-prozentige Zunahme des sexuellen Verlangens nach ihr erleben.[68]

- Stärkt eure Aufnahmebereitschaft für sexuelle Reize, indem ihr in dieser Zeit auf alles Erotische achtet, das euch umgibt, also etwa anregende Popsongs, Videos oder Nachrichten über Sex-Skandale. Zugleich solltet ihr, je näher der Zeitpunkt rückt, wenn ihr miteinander ins Bett geht, umso stärker alle Gedanken zurückschieben, die geeignet sind, eure Stimmung zu zerstören.[69]

- Probiert neue Methoden aus, die noch nicht zu eurem Repertoire gehören. Von Analsex bis zu erotischen Rollenspielen habt ihr eine große Bandbreite zur Verfügung.

- Habt ab und zu an einem anderen Ort Sex als immer nur in eurem altbekannten Bett. In dieser Buchreihe ist unter dem Titel »Quickies« ein Ratgeber mit den besten Vorschlägen erschienen – inklusive allem, was ihr bei jedem dieser Orte wissen müsst, damit der Sex dort wirklich großartig wird.[70]

Einige weitere Tipps für stärkere Orgasmen:

- Zwei Ratschläge aus dem Kapitel über Orgasmusprobleme bei Männern helfen auch Frauen: Der eine betrifft ein stärkeres Spiel mit den eigenen Muskeln. Wenn Frauen kommen, spannen sie oft ihre Hüftmuskeln an oder ziehen sie zusammen. Sie stattdessen loszulassen oder nach außen zu stoßen, kann einen Orgasmus intensiver werden lassen.[71] Ebenso kann es auch einer Frau helfen, wenn sie beim Orgasmus nicht unwillkürlich den Atem anhält, wie das viele Menschen tun. Wenn du stattdessen besonders tief ein- und ausatmest, führst du damit deinen Muskeln Sauerstoff zu und erleichterst ihnen das Entspannen. Es kann sein, dass es etwas länger zum Orgasmus dauert, aber dafür wird er intensiver.[72]

- Schließt beim Sex die Augen und stellt euch erregende erotische Situationen vor.

- Erlaubt euch, beim Sex laut zu werden. Das kann insbesondere Menschen helfen, die vom Wesen her normalerweise zurückhaltend sind und das Zeigen ihrer Gefühle unter Kontrolle zu behalten versuchen.[73]

- Ergründet gegenseitig die Quelle eurer tiefsten Lust. Das könnt ihr auf folgende Weise tun: Einer von euch fragt den anderen: »Was bringt dich zum Höhepunkt?« Der andere hat darauf so detailliert wie möglich zu antworten. Sobald er ins Stocken gerät, hakt sein Partner noch einmal nach. Etwa nach zwei Minuten wechselt ihr die Rollen. Dieses Spiel wiederholt ihr zwei oder drei Mal. Derjenige, der in der Rolle des Zuhörers ist, sollte wirklich nur aufmerksam zuhören. Dieses Spiel soll nicht zu einer Plauderei geraten, sondern dazu führen, dass ihr beide euch einander wirklich öffnen könnt.[74] Umso leichter dürfte es euch fallen, einander beim Sex mitzuteilen, nach welcher Berührung ihr euch gerade sehnt und was ihr in diesem Moment fühlt.

Drei weitere Techniken, die bei vielen Frauen die Orgasmen intensiver werden lassen:

- Benutze die Bettlaken, um beim Sex deine Klitoris zu stimulieren, wenn dein Partner das gerade nicht tut.

- Lass deinen Kopf an einer Seite des Bettes herunterhängen. Zugegeben, das klingt seltsam, verstärkt aber bei einigen Frauen den Höhepunkt.[75]

In einem vorangegangenen Kapitel habe ich Männern, die zu früh kommen, Edgeplay (also sich immer wieder an die Schwelle zum Orgasmus bringen) als Möglichkeit empfohlen, in diesem Bereich mehr Selbstwahrnehmung und Selbstbeherrschung zu gewinnen. Das wiederholte Aufschieben des eigenen Höhepunktes kannst du aber auch als Möglichkeit nutzen, deinen

Orgasmus, wenn er dann endlich stattfinden darf, besonders heftig werden zu lassen. Beispielsweise könntest du bei deinem Vibrator ein wenig mit der Einstellung verschiedener Stufen spielen: Sobald du deinen Orgasmus nahen fühlst, gehst du auf eine niedrigere Stufe herunter (oder hältst das Gerät an eine weniger sensible Stelle), um ihn wieder hochzufahren, sobald deine Erregung nachlässt. So bleibst du in einem hochgradig lustvollen Schwebezustand, und wenn du dir deinen Orgasmus endlich erlaubst, wird er besonders heftig sein. Du kannst dieses Spiel mit dem Vibrator natürlich auch deinem Partner überlassen.[76]

Einige weitere Techniken, die bei vielen Männern die Orgasmen intensiver werden lassen:

- Lass deine Partnerin deinen Damm liebkosen, also die Stelle zwischen Hoden und Hintern. Dadurch massiert sie von außen deine Prostata.

- Benutze einen Cockring: Das Gefühl der Enge und der Druck um deinen Penis tragen zur Steigerung deiner Lust bei.[77] Du kannst auch einen vibrierenden Cockring oder einen Hodenfallschirm (zum Anhängen von Gewichten) benutzen, um deine sexuellen Empfindungen zu verstärken.[78]

Nicht zuletzt gibt es für beide Partner eine hilfreiche Technik, über die man ein paar mehr Worte verlieren sollte. Sie wird zwar in unzähligen Sex- und Gesundheitsratgebern empfohlen, scheint aber in der Allgemeinbevölkerung kaum bekannt zu sein. (Wann immer ich sie in privaten Gesprächen über dieses Thema erwähne, ernte ich nur verwirrte Blicke.) Es geht dabei um die sogenannten »Kegel-Übungen«. Diese haben nichts mit Bowling zu tun, sondern wurde nach ihrem Erfinder benannt: dem Mediziner Dr. Arnold Kegel, der sie ursprünglich zur Verhinderung von Harninkontinenz entwickelte.

Bei diesen Übungen spannst du einen bestimmten Muskel deines Beckenbodens an, den sogenannten Pubococcygeus-Muskel (oder kurz »PC-Muskel«), sowie die Muskeln, die ihn direkt umgeben. Wie findest du diese Muskeln überhaupt? Dazu empfiehlt die Harvard Medical School drei Techniken: Frauen können sich zum Beispiel vorstellen, ihre Vagina um einen Tampon herum anzuspannen. Männer können sich vorstellen, beim Pinkeln den Urinstrom zu stoppen. Und beide Geschlechter können sich vorstellen, dass sie Blähungen zurückhalten wollen.[79]

Je öfter du deine Beckenbodenmuskeln auf diese Weise anspannst und wieder locker lässt, desto stärker werden sie. Anfangs kannst du das beispielsweise zehn Mal pro Tag zehn Mal hintereinander für jeweils fünf Sekunden tun, später zwanzig oder gar vierzig Mal. Das kannst du in den unterschiedlichsten Situationen völlig unauffällig machen, solange du den Kopf frei dazu hast, egal ob du im Bus sitzt, in der Schlange an der Kasse anstehst oder Aufzug fährst.

Wenn du eine Frau bist, kannst du für solche Übungen auch sogenannte Vaginalkugeln benutzen, die auch als Ben-Wa-Kugeln bezeichnet werden. Du schiebst sie in deine Scheide, und wenn immer sie sich bewegen, führt das dazu, dass sich dein Beckenboden unwillkürlich zusammenzieht, um die Kugeln in deinem Körper zu halten. So kannst du den ganzen Tag über deinen Aktivitäten nachgehen und dein Körper stärkt deine Beckenbodenmuskeln, ohne dass du bewusst darauf achten musst.

Bei Frauen führen stärkere Beckenbodenmuskeln dazu, dass sie leichter einen vaginalen Orgasmus haben können. Wie du dich erinnern wirst, bleibt dieser Orgasmus vielen Frauen normalerweise verwehrt. Einem Mann bescheren starke Muskeln in diesem Bereich heftigere Höhepunkte – bis hin zu multiplen Orgasmen, von denen viele glauben, dass nur Frauen dazu in der Lage sind.[80]

Wie kann eine Frau zu multiplen Orgasmen gelangen?

Bei multiplen Orgasmen handelt es sich um mehrere sexuelle Höhepunkte, die direkt hintereinander stattfinden, in der Regel beim Sex oder bei der Selbstbefriedigung. Welche Zeitspanne zwischen zwei Höhepunkten liegen darf, damit sie noch als »multiple Orgasmen« zählen, ist eine eher theoretische Frage, die für das Vergnügen daran unerheblich ist. Die Sex-Expertin Mackenzie Riel nennt 30 bis 40 Sekunden als eine typische Zeitspanne, bis sich neue Lust in einer Frau aufbauen kann.[81] Und ja, wenn über multiple Orgasmen gesprochen wird, ist meistens die Rede von Frauen. Bei Männern ist die sogenannte Refraktärphase – also die Dauer, bis ihr Penis nach einem Höhepunkt wieder steif werden kann – in der Regel deutlich länger und kann je nach Lebensalter von einigen Minuten bis zu mehreren Stunden betragen. Frauen hingegen brauchen entweder nur abzuwarten, bis zum Beispiel ihre Klitoris durch die vorangegangene Stimulation nicht mehr so überempfindlich ist, dass jede Berührung unangenehm bis schmerzhaft ist, oder sie können zu einem Orgasmus wechseln, der durch das Reizen einer anderen erogenen Zone ihres Körpers entsteht, also etwa der Vagina.[82]

Als ich noch sehr jung war, habe ich Frauen immer wieder um ihre Fähigkeit zu multiplen Orgasmen beneidet. Ich hatte die Tatsache, dass Frauen mehrere Orgasmen hintereinander haben können, damals so missverstanden, dass das für jede Frau gälte. Dem ist aber nicht so. Mehrere Studien weisen darauf hin, dass gerade einmal 15 Prozent aller Frauen schon mal dieses Vergnügen hatten.[83] Andere Studien nennen höhere Zahlen: eine spricht von knapp 43 Prozent[84], in einer anderen berichteten gar 47 Prozent aller Frauen, schon mal multiple Orgasmen erlebt zu haben.[85] Dieses Erlebnis ist damit zwar kein exotischer Ausnahmefall, aber auch nicht gerade die Regel.

Manche Sexualforscher teilen Frauen in zwei Kategorien ein, was ihre Orgasmen angeht: Bei den Frauen, die zum sogenannten Gipfel-Typ zählen, ist der sexuelle Höhepunkt kurz, aber heftig, woraufhin die sexuelle Erregung rapide abnimmt und stattdessen der Lust aufs sanfte Kuscheln weicht. Diese Frauen spüren genau, wann ein Orgasmus endet und ein neuer beginnt. Die Möglichkeit zu multiplen Orgasmen haben sie kaum. Bei den Frauen des sogenannten Plateau-Typs hingegen baut sich der Höhepunkt ganz allmählich auf, die Erregung bleibt über längere Zeit auf einem hohen Niveau und es lässt sich nicht eindeutig abgrenzen, wann der eigentliche Orgasmus beginnt und wann er endet. Hier sind die Aussichten auf multiple Orgasmen, die ineinander übergehen, ausgesprochen gut.

Allerdings ist das eine grobe Vereinfachung: Nicht alle Frauen dieser Welt lassen sich in nur eine dieser beiden Gruppen einordnen. Sinnvoller ist es, sich die beiden extremen Ausprägungen als zwei Enden einer Skala vorzustellen, wobei die meisten Frauen dazwischenliegen. Vieles hängt zudem von der konkreten Situation ab, in der ein solcher Orgasmus stattfindet.[86]

Das führt uns direkt zu der Frage, mit welchen Tricks und Techniken man das Entstehen multipler Orgasmen begünstigen kann. Wenn das euer Ziel ist, könnt ihr die folgenden Dinge ausprobieren:

- Oft genügt es schon, einfach dranzubleiben: Jeder Partner macht dann mit dem weiter, was er zuvor getan hat. Das Wichtigste ist in diesen Fällen die richtige innere Einstellung: Euch selbst muss bewusst sein (und das solltet ihr vorher miteinander besprochen haben), dass ein Orgasmus nicht automatisch »fertig!« bedeutet, sondern dass es danach noch weitergehen darf. Häufig folgt euer Körper dann euren Wünschen. Eine Frau, die zu multiplen Orgasmen in der Lage ist, erklärt das so: *»Es ist faszinierend, wie fast alles an unserem Körper trainiert werden kann. Essen Sie weniger, und Ihr Körper passt seinen Stoffwechsel an, um das wieder auszugleichen. Wenn Sie jeden Tag Alkohol trinken, stellen Sie sich auf die Auswirkungen ein und brauchen mehr Alkohol, um den gleichen Rausch zu bekommen. Ihre Orgasmen können auf die gleiche Weise ablaufen. Wenn Ihr Körper daran gewöhnt ist, nur einen einzigen Orgasmus zu haben, kann es sein, dass Ihr Gehirn nach dem ersten Orgasmus abschaltet, was Erregung angeht. Um mehr zu bekommen, müssen Sie Ihren Körper trainieren, um weiterhin Erregung und Lust zu erleben. Um den Prozess zu beginnen, arbeiten Sie daran, nach dem ersten Orgasmus mit Stimulationen und heißen Fantasien weiterzumachen. Dies kann Ihrem Gehirn und Ihrem Körper helfen zu lernen, dass noch mehr kommen wird. Es kann einige Zeit dauern, aber ich habe festgestellt, dass ich nach meinem ersten Orgasmus mit etwas Übung mehr erregt werden kann.«*[87] Dabei hilft es, wenn ihr euch von Anfang an mit der bestmöglichen »Munition« versorgt habt, also einer erotischen Geschichte oder einem Lieblings-Porno, bei dem ihr sicher seid, dass er eure Erregung so stark und zuverlässig hochpeitscht wie kaum etwas anderes.[88] Ich zum Beispiel begeistere mich für SM-Erotik und hatte in jungen Jahren die kürzeste Zeitdauer zwischen drei Höhepunkten, als ich zum ersten Mal die Verfilmung der »Geschichte der O« gesehen habe. Diese Szenen haben mich so stark angesprochen, dass es kein Problem war, die sonst übliche Ruhephase zwischen mehreren Orgasmen zu übergehen.

- Solltet ihr allerdings eine kleine Pause brauchen, um euch nicht zu überreizen, ist auch dagegen nichts einzuwenden. Dabei könnt ihr durch anhaltende sanfte Berührungen verhindern, dass eure Erregung auf null heruntergeht, und den Sex leicht wieder aufnehmen.[89]

- Wechselt das Tempo. Statt so heftig weiterzumachen wie kurz vor dem ersten Höhepunkt, nehmt ihr das Tempo zurück und geht zunächst wieder zu langsameren, sanfteren Stimulationen über.

- Ändert die Stellung: Das führt dazu, dass eine andere, weniger überreizte erogene Zone stimuliert wird als zuvor – eine Zone, die zu einer anderen Form von Orgasmus führen kann. Paradebeispiel ist hier der Wechsel vom klitoralen zum vaginalen Orgasmus. Manchmal wird hier auch der G-Punkt, also eine hochsensible Stelle im Innern der Scheide, erwähnt. Aber wie spätere Kapitel zeigen werden, sind noch ganz andere Wege möglich, zum Höhepunkt zu gelangen. Wer wirklich vorausdenkt, lässt beim Sex vor dem ersten Orgasmus bestimmte erogene Zonen sogar ganz außen vor, damit sie eben nicht übersensibilisiert werden, sondern ihr volles Potenzial für einen neuen Orgasmus behalten.[90]

- Am geschicktesten ist es, mit Oralsex zu beginnen. Nachdem der Partner seine Partnerin zu ihrem ersten Höhepunkt geleckt hat, kann seine Zunge auf ihrer Klitoris liegen lassen und dann sanft probieren, ob dieses Lustorgan bereits überempfindlich geworden ist oder ob er durch Weiterlecken dafür sorgen kann, dass dieser Orgasmus in einen zweiten übergeht.

- Verwendet ansonsten ausreichend Gleitmittel, damit eure Haut die ausgedehnte Stimulation ohne Reibungsverluste übersteht.[91]

- Schließlich hat die oben zitierte Sex-Expertin, die selbst Erfahrung mit multiplen Orgasmen besitzt, einen letzten Tipp: Entspannt euch! *»Das klingt vielleicht kontraintuitiv, aber ich hatte Probleme, multiple Orgasmen zu erreichen, weil ich zu angespannt war. Ich war so angespannt und erwartungsvoll, dass sich das alles wie harte Arbeit anfühlte. Dann einmal, als ich beschlossen hatte, dass es sinnlos war und ich keine Orgasmen mehr erreichen würde, entspannte ich meinen Körper – und ich hatte sofort einen Orgasmus. Achten Sie darauf, dass Sie all Ihre Muskeln entspannen und nur gelegentlich anspannen, so wie Sie es machen, wenn Sie den Gipfel Ihres ersten Höhepunktes erklimmen.«*[92]

Natürlich wäre es unfair, wenn nur einer von euch beiden seine multiplen Orgasmen genießen dürfte, obwohl es Wege gibt, beiden diese Freude zuteilwerden zu lassen. Das nächste Kapitel zeigt, wie dieses Erlebnis auch für Männer möglich ist.

Wie kann ein Mann zu multiplen Orgasmen gelangen?

Eigentlich verwundert es, dass man so wenig über die Fähigkeiten von Männern zu multiplen Orgasmen weiß, denn darüber konnte man schon Jahrtausende vor Christi Geburt in chinesischen Schriften lesen. Auch der Taoismus, die Tantra-Lehre, alte arabische Texte und das altindische Kamasutra erwähnen, dass Männer ebenfalls mehrere Höhepunkte in Folge haben können. Die neueste sexualwissenschaftliche Forschung zeigt, dass es sich hierbei um keinen Mythos handelt: Im Jahr 2016 fand die Neurowissenschaftlerin und Sexualtherapeutin Nan Wise heraus, dass etwas weniger als zehn Prozent der Männer zwischen zwanzig und dreißig und etwas weniger als sieben Prozent der Männer über dreißig von multiplen Orgasmen berichteten:

»Anscheinend gibt es zwei Erscheinungsformen multipler Orgasmen bei Männern: ›sporadische‹ multiple Orgasmen mit ein paar oder mehr Minuten dazwischen und ›kondensierte‹ multiple Orgasmen, bei denen es innerhalb von Sekunden bis wenigen Minuten zu Ausbrüchen von zwei bis vier Orgasmen kommt.«[93]

Die ersten Wissenschaftler unserer Zeit, die hierzu forschten, waren William Hartmann und Marilyn

Fithian vom kalifornischen *Center of Marital and Sexual Studies.* Sie untersuchten die sexuellen Höhepunkte von 282 Männern: 33 von ihnen erwiesen sich als multiorgasmisch. Ein sportlicher junger Mann brachte es sogar auf 16 Orgasmen innerhalb einer Stunde. Die amerikanische Sexualforscherin Beverly Whipple berichtet in einer im »Journal of Sex Education and Therapy« veröffentlichten Studie über einen ähnlich verblüffenden Mann, der immerhin sechs Orgasmen in 36 Minuten schaffte, ohne dass seine Erektion nachließ.

Sind diese Männer Naturwunder? Die Forschergruppe um Manfred Schedlowski von der Uniklinik Essen begann der Sache auf die Spur zu kommen, als sie einen Versuchsteilnehmer untersuchte, der innerhalb von zwei Minuten zwei Mal kam, worauf ein dritter Orgasmus wenig später folgte. Die Wissenschaftler stießen auf eine entscheidende Ursache: Der Prolaktinspiegel des Mannes blieb durchgehend unverändert. Die Veränderung eben jenes Spiegels sorgt für die Einleitung der Refraktärphase, also jener erzwungenen Sexpause, in der Männer für erotische Reize kaum empfänglich sind. Der von den Essener Wissenschaftlern untersuchte Mann berichtete, er habe seine Refraktärphase durch Üben in den Griff bekommen: Als er achtzehn Jahre alt war, habe ihn sein früher Orgasmus derart gestört, dass er danach »einfach weitergemacht« habe. Auf diese Weise sei es ihm dauerhaft gelungen, sein Erregungsniveau nach dem Orgasmus zu halten.

Die amerikanischen Sexualforscher Marian Dunn und Jan Trost interviewten 21 Männer zwischen 25 und 69 Jahren, die alle berichteten, dass sie normalerweise, aber nicht immer zu multiplen Orgasmen in der Lage seien. (Multiple Orgasmen wurden hier definiert als »zwei oder mehr Orgasmen mit oder ohne Ejakulation und ohne vollständigen Verlust der Erektion während ein und derselben sexuellen Begegnung«.) Dieser Prozess spielte sich bei den Männern auf verschiedene Weise ab: Manche ejakulierten bei ihrem ersten Höhepunkt und hatten danach trockene Orgasmen, andere hatten mehrere Höhepunkte ohne Ejakulation, um sich im finalen Höhepunkt schließlich zu ergießen. Wieder andere zeigten eine Mischform.

Wenn du ein Mann bist, fragst du dich jetzt vermutlich, was du tun musst, um dir dieselbe erstaunliche Fähigkeit anzueignen. Hierbei kommen die Sexualtherapeuten Hartmann und Fithian auf einen Muskel zu sprechen, den ich in diesem Ratgeber schon erwähnt habe: der Pubococcygeus-Muskel im Beckenboden, der vor allem den Urinfluss kontrolliert. Ihn täglich mit Kegel-Übungen zu trainieren, bis du ihn voll unter Kontrolle hast, kann dir neben den anderen bereits erwähnten Vorteilen auch Kontrolle über deinen Samenerguss verschaffen. Du spannst diesen Muskel, kurz bevor du eigentlich ejakulieren würdest, für etwa fünfzehn Sekunden an und hast dann einen Orgasmus im Kopf, aber keinen Samenerguss. Dein Penis wird nicht automatisch wieder schlaff, die Refraktärphase fällt weg und du kannst weitermachen.[94]

Dass so etwas möglich ist, liegt an einem Sachverhalt, den ich in diesem Buch auch schon angesprochen hatte: Orgasmus und Ejakulation sind eben nicht dasselbe. Das eine ist eine Aufwallung der Gefühle, das andere ein körperlicher Reflex. Deshalb kann das eine Erlebnis auch ohne das andere stattfinden. Wenn zum Beispiel Wissenschaftler einen Teil des Gehirns stimulieren, den man als Hippocampus bezeichnet, können sie damit einen Orgasmus auslösen, aber keinen Samenerguss.

Ein solches Erlebnis kannst du auch haben, ohne dass jemand in deinem Schädel herumfuhrwerkt. Ich hatte einen solchen »trockenen Orgasmus« selbst schon mal beim Sex. Meine Partnerin wollte damals anfangs nicht glauben, dass ich tatsächlich gekommen war.

Wie kommt es zu diesem ungewöhnlichen Erlebnis? Mediziner vermuten, dass hier eine sogenannte »retrograde Ejakulation«, also ein »zurückfließender Samenerguss« eine Rolle spielt. Dabei wird das Sperma aufgrund eines komplizierten Zusammenspiels verschiedener Muskeln nicht nach draußen gepumpt, sondern in die Harnblase zurückgeleitet. Unangenehme Folgen hatte das weder für mich noch für irgendeinen anderen Mann: Das Sperma wird später einfach mit dem Urin ausgeschieden.[95]

Wie gehst du nun am besten vor, wenn du als Mann multiple Orgasmen haben möchtest?

- Zuerst solltest du dir wirklich bewusst machen, dass das möglich ist und Sex mit deinem Orgasmus nicht automatisch beendet sein muss. Damit dir das gelingt, habe ich auf den vorangegangenen Seiten ausführlich den Stand der wissenschaftlichen Forschung dazu dargelegt.

- Gewinne dann ein besseres Gespür für deinen Körper und wie es sich anfühlt, wenn du unmittelbar vor einem Orgasmus stehst. Das kannst du am besten mit dem sogenannten »Edging« tun, also indem du dich hintereinander immer wieder möglichst dicht an die Schwelle bringst. »Wenn auf einer Skala von 1 bis 10, 10 dem Orgasmus entspricht, lerne bei 9,5 innezuhalten«, rät die Sexualtherapeutin Susan Wenzel.[96]

- Nimm außerdem dein Muskeltraining mit den bereits vorgestellten Kegel-Übungen auf. Unter der Bezeichnung »Stamena« hat Nathaniel Eliason, ein Experte in diesem Bereich, sogar eine App als Hilfe entwickelt, die dich durch immer stärker fordernde Übungen führt.[97]

- Lerne, die kurze flache Atmung, die normalerweise für die Sekunden vor einem Orgasmus typisch ist, durch eine tiefe Bauchatmung zu ersetzen. Das Magazin Men's Health erklärt, wie du das am besten machst:

- *»Um die Bauchatmung zu üben, setzen Sie sich mit geradem Rücken auf einen Stuhl. Entspannen Sie Ihre Schultern und legen Sie Ihre Hände auf den Bauch. Atmen Sie tief durch die Nase ein und fühlen Sie, wie sich Ihr Bauch ausdehnt. Ihr Brustkorb sollte sich nicht bewegen. Jeder*

Atemzug sollte mindestens drei Sekunden dauern. Gewöhnen Sie sich an, diese Art des Atmens täglich durchzuführen.«[98]

Als Nächstes geht es darum, dass du lernst, Orgasmus und Ejakulation voneinander zu trennen. Die Sex-Expertin Coleen Singer empfiehlt hier einen Ablauf, der sich in folgende Schritte unterteilt:

- Sobald du spürst, dass du unmittelbar vor dem Orgasmus stehst, presst du deinen PC-Muskel so heftig zusammen wie bei einer intensiven Kegel-Übung. Halte ihn für mindestens zehn Sekunden – je länger, desto heftiger trittst du auf die Bremse.

- Denke einen Moment lang an nichts Sexuelles, sondern lenke deine Aufmerksamkeit auf etwas, das dich nicht erregt.

- Atme durch den Bauch weiter, um deinen Puls zu beruhigen, während du weiter onanierst (oder Sex hast) und lasse dann den Orgasmus ohne Ejakulation stattfinden.[99] Nathaniel Eliason bestätigt, dass diese Technik dazu beitragen kann, Ejakulation und Orgasmus voneinander zu trennen:

»Sie sollten spüren, wie Ihr Penis zuckt, anschwillt und die Ejakulation um ein oder zwei Sekunden verzögert wird … aber die Orgasmusempfindung nicht. Sie werden ein paar Sekunden vor der Ejakulation einen Orgasmus spüren und dann werden Sie die reguläre Ejakulation plus Orgasmus haben, an die Sie gewöhnt sind. Herzlichen Glückwunsch! Sie haben gerade zum ersten Mal Orgasmus und Ejakulation voneinander getrennt. (…) Jetzt müssen Sie das nur noch tun, ohne überhaupt zu ejakulieren.«[100]

Im nächsten Schritt veränderst du dein Vorgehen folgendermaßen: In dem Moment, wo du die Schwelle zu deinem Höhepunkt erreichst, presst du wieder deinen PC-Muskel so fest wie möglich zusammen, öffnest die Augen und nimmst deine Hand von deinem Penis. Jetzt sind drei verschiedene Folgen möglich:

- Du hast das zu früh getan und gelangst nicht zum Orgasmus. Nimm die Selbstbefriedigung dann einfach wieder auf.

- Du tust es zu spät und erlebst die übliche Kombination von Ejakulation und Orgasmus.

- Du erwischst den richtigen Moment und hast einen Orgasmus ohne Ejakulation. Wie viel Training benötigst du, bis du es hinbekommst? Eliason berichtet über seine eigenen Erfahrungen Folgendes: »*Tag 1–7: Es tut sich nicht viel. Tag 8–14: Teilweise Trennung, aber es kommt immer noch zur Ejakulation. Etwa ab Tag 15: Oh mein Gott, ich verlasse nie wieder mein Bett!*« Auch wenn man alles richtig mache, fügt Eliason hinzu, könne ein wenig Sperma austreten. Das sei jedoch unproblematisch: Die Refraktärphase falle trotzdem weg. Der Grad der eigenen Erregung sei lediglich etwas gemindert, man könne aber nach seinem Orgasmus problemlos mit dem Sex weitermachen. Lediglich einen starken ersten Orgasmus dürfe man in dieser Phase des Trainings noch nicht erwarten. Stattdessen falle dieser Höhepunkt zunächst kurz und schwach aus. Das gebe sich allerdings mit wachsender Übung. Dann sei es auch möglich, ähnlich wie viele Frauen längere Zeit auf einem Orgasmus-Plateau zu bleiben, also einen mehrere Minuten langen Orgasmus mit auf- und abschwellender Intensität zu erleben.[101]

Die letzten Schritte dieses Trainings bestehen nun darin, diese bei der Selbstbefriedigung erlernte Fähigkeit in den Sex mit deiner Partnerin zu übernehmen. Das bedeutet, dass du deiner Liebsten erklärst und dann auch zeigst, wie dieser Prozess abläuft, um dann deine Hände durch ihre ersetzen zu lassen. Sobald ihr in dieser Hinsicht zu Harmonie gefunden habt, kannst du ganz zuletzt lernen, deine multiplen Orgasmen auch beim Geschlechtsverkehr zu genießen.[102]

Wenn dir das alles zu viel Training ist, kannst du vor allem als junger Mann auch eine weniger radikale Form multipler Orgasmen genießen. In diesem Fall gelangst du wie gewohnt zum Höhepunkt und widmest dich danach, während dein Penis schlaff ist, mit Händen, Zunge und vielleicht dem einen oder anderen Sextoy dem Körper deiner Partnerin.

»Bleiben Sie konzentriert und behalten Sie Ihre Einstellung bei, einen weiteren Orgasmus zu haben«, empfiehlt die Sexberaterin Angela Rosario. »Denken Sie an alles, was Sie an Ihrer Partnerin anmacht, und konzentrieren Sie sich einfach darauf. Sie können an ihren Körper denken, an den heißen Sex, den Sie gerade hatten, an etwas Sexuelles, das sie tut und das Ihnen gefällt – was auch immer es ist, überzeugen Sie sich einfach davon, dass Sie noch nicht fertig sind.

Ihr Körper wird folgen, sobald Ihre Refraktärphase vorüber ist.« Auch erotische Filme können dazu beitragen, dass deine Lust aufrechterhalten bleibt und du schnell wieder bereit bist, erneut ins Gefecht zu ziehen.[103]

Wie gelangt ihr gleichzeitig zum Orgasmus?

Beim Sex im selben Moment wie sein Partner zum Höhepunkt zu gelangen, ist nicht nur in Pornos und Erotika ein beliebtes Symbol für Glückseligkeit. Auch im wahren Leben lässt einen der gleichzeitige Orgasmus eine ganz besondere Verbundenheit mit dem geliebten und begehrten Menschen spüren. Das wiederum macht einen solchen Orgasmus zu einer ganz außergewöhnlichen Erfahrung.

Die Sexualwissenschaft kann bestätigen, dass Paare, die zum selben Zeitpunkt zum Höhepunkt gelangen, über eine insgesamt höhere Zufriedenheit berichten, was ihre Beziehung und ihr Sexleben angeht.[104] Hier stellt sich allerdings mal wieder die Frage nach der Henne und dem Ei: War zuerst die glückliche Partnerschaft dar, bei der sich beide Partner gut in den anderen einfühlen konnten, was zu einer Art Synchronisierung der Orgasmen geführt hat? Oder haben die simultanen Orgasmen zu einem besonderen Wohlbehagen in der Beziehung beigetragen? Vermutlich liegt auch hier eine Wechselwirkung vor.

Welche Bedingungen begünstigen nun gleichzeitige Orgasmen? Eine Studie fand heraus, dass Frauen vor allem mit attraktiven Partnern gemeinsam kommen. Eine andere Untersuchung zeigte, dass gleichzeitige Höhepunkte in einer Langzeitbeziehung wahrscheinlicher sind als bei einer flüchtigen Affäre.[105] Schön und gut – aber gibt es auch Tipps, die man gezielt umsetzen kann? Glücklicherweise trägt vieles, was du in diesem Ratgeber bereits gelernt hast, dazu bei, dieses Erlebnis möglich zu machen.

- Es mag paradox klingen, aber zunächst einmal hilft es, den Wunsch nach einem gleichzeitigen Orgasmus nicht allzu hoch zu hängen. Wenn ihr euch zu stark darauf fixiert, könntet ihr euch so sehr hineinsteigern, dass ihr es euch gerade dadurch schwerer macht. Außerdem fühlt ihr euch vielleicht noch als »Versager«, wenn ihr dieses Ziel nicht erreicht – und das, obwohl ihr gerade tollen Sex miteinander hattet.

Auch und besonders auf dem Weg zum gleichzeitigen Orgasmus helfen:

- eine geschulte Körperwahrnehmung (sodass jeder von euch erspüren kann, wie nahe er seinem Höhepunkt ist).

- zumindest ein wenig Kontrolle über den eigenen Höhepunkt (insbesondere die Fähigkeit, ihn zurückzuhalten und auf der Schwelle zum Orgasmus zu bleiben).

- sowie funktionierende Kommunikation mit dem Partner (sodass jeder erkennen kann, in welcher Phase sich der andere gerade befindet).

- Sobald ihr euch erfolgreich dahingehend verständigen könnt, dass der eine von euch sein Tempo zum Orgasmus verzögert und der andere erhöht, wenn die Notwendigkeit dazu besteht, seid ihr auf dem besten Weg.

- Abgesehen von Worten spielt hier auch Augenkontakt eine große Rolle, um zu erkennen, was im anderen gerade vorgeht. Den Atem des anderen (also Tempo und Tiefe der Atemzüge) richtig einordnen zu können, ist ebenfalls hilfreich.

- Sinnvollerweise sollte derjenige von euch, der länger zum Orgasmus benötigt (in der Regel – aber, wie wir gesehen haben, nicht immer – die Frau), einen »Vorsprung« erhalten, zuerst auf ein relativ hohes Niveau der Lust gebracht werden, woraufhin ihn der andere einholt.

- Wenn der gleichzeitige Orgasmus beim Sex auf diese Weise noch nicht so richtig glücken will, versucht es zunächst einmal mit gegenseitiger Selbstbefriedigung, bei der ihr Tempo und Heftigkeit der Stimulationen besser kontrollieren könnt. Sobald ihr dabei den gleichzeitigen Orgasmus gelernt habt, könnt ihr diese Erfahrung auf den Geschlechtsverkehr übertragen.[106]

Welche unterschiedlichen Formen von Orgasmen kannst du sonst noch haben?

Im bisherigen Verlauf dieses Ratgebers habe ich immer wieder erwähnt, dass Frauen wie Männer keineswegs ausschließlich über ihre Genitalien zum Höhepunkt gebracht werden müssen. Es wird Zeit, sich auch mit diesem Thema etwas näher zu beschäftigen.

»Eine Frau kann Orgasmen durch die Stimulation ihrer Brustwarzen, Ohren, des Halses, des Bauches und des Afters erleben – ohne jegliche klitorale Stimulation«, erklärt hierzu die Sex- und Intimitätspädagogin Xanet Pailet. »Das liegt daran, dass ein Orgasmus eine Freisetzung sexueller Energie ist, die sich im Körper als Folge der Stimulation von Nervenenden angesammelt hat – und wir haben Tausende von Nervenenden in unserem Körper. Tatsächlich gibt es zahlreiche Berichte von Querschnittsgelähmten, die das Gefühl im Genitalbereich verloren haben, aber in anderen Teilen ihres Körpers, darunter auch im Daumen, einen Orgasmus erleben.«[107]

Vor allem der weibliche Körper besitzt dabei sogenannte erogene Zonen, über die eine Frau besonders leicht erregbar ist – manchmal bis zum Orgasmus:

- G-Punkt: ein Nervengeflecht an der Bauchseite über dem Eingang der Vagina.

- PS-Punkt (auch als O-Punkt bezeichnet): eine Stelle schwammartigen Gewebes an der hinteren Vaginalwand und direkt gegenüber dem G-Punkt.

- U-Punkt: ein Flecken hochsensiblen Schwellgewebes genau über der Harnröhrenöffnung und damit unterhalb der Klitoris.

- A-Punkt: ein Bereich empfindlichen Gewebes genau über dem Gebärmutterhals am Scheidendach, also am innersten Punkt der Vagina, zwischen Gebärmutterhals und Blase. Von 270 Frauen, die hier in einer Untersuchung gekitzelt wurden, konnte ein Drittel multiple Orgasmen erleben.[108]

- K-Punkt: die Region über der Hinternspalte, gibt es bei beiden Geschlechtern. Hier laufen viele Nervenenden zusammen, die mit den Genitalien verbunden sind.

- Manche Männer können allein über die Massage ihrer Prostata zum Orgasmus gebracht werden.[109]

Allerdings lassen sich sexuelle Höhepunkte nicht allein durch die Region unterscheiden, durch deren Stimulation sie ausgelöst werden. Vier weitere Formen von Orgasmen sind ebenfalls erwähnenswert:

- Der sogenannte »Coregasm« wird durch sportliche Betätigung ausgelöst. Er war in den letzten Jahren in mehreren deutschen Frauenzeitschriften Thema.[110]

- Ein Haut-Orgasmus kann durch emotional besonders bewegende Musik oder andere Formen von Kunst ausgelöst werden.[111]

- Viele Menschen beschreiben einen »Orgasmus des Herzens«, der aus den Gefühlen der Liebe und der Verbundenheit mit einem anderen Menschen entsteht. Dazu gehören intensive Empfindungen in Lunge, Hals und Brust sowie der starke Wunsch, mit diesem Menschen zu verschmelzen.[112]

- Schließlich gibt es spontane Orgasmen, die gänzlich unerwartet über einen hereinbrechen. Auslöser kann hier eine Vielzahl von Dingen sein, etwa eine aufgeladene Debatte, eine intellektuelle Entdeckung, das Hören von Jazzmusik, das Riechen bestimmter Düfte, die Anwendung tiefer Atemtechniken oder das Bürsten der Haare.[113]

In den folgenden Kapiteln werden wir genauer betrachten, wie ein Partner dem anderen einige dieser ungewöhnlichen Orgasmen bescheren kann.

Was ist ein »blended orgasm« und wie führst du ihn herbei?

»Blended orgasm« ist die Bezeichnung, die auch in deutschsprachigen Texten für »gemischte Orgasmen« verwendet wird, also für Höhepunkte, die durch die gleichzeitige Stimulation mehrerer erogener Zonen entstehen. Bei einer Frau ist der einfachste Weg dorthin, zur selben Zeit ihre Klitoris und ihren G-Punkt zu verwöhnen: Dafür gibt es auch spezielle Vibratoren. Bei einem Mann kann es zum Beispiel dann zu einem »blended orgasm« kommen, wenn seine Partnerin ihn durch das Massieren seiner Prostata zum Höhepunkt bringt, während er parallel dazu seinen Penis bis zum Samenerguss reibt.

Viele Menschen schätzen einen »blended orgasm«, weil er besonders intensiv ist. Sie beschreiben diesen Gipfel der Lust eher als »erderschütternd«, »erfüllend« und »befriedigend« als andere Höhepunkte.

Auf folgende Dinge solltest du achten, wenn du das auch einmal erleben möchtest:

- Nimm dir Zeit. Einen »blended orgasm« erreicht man selten innerhalb nur weniger Minuten.

- Experimentiere so lange, bis du überhaupt durch zwei verschiedene erogene Zonen deines Körpers zuverlässig zum Höhepunkt gelangen kannst.

- Greife vielleicht auch auf Sexspielzeug zurück, mit dem du einen der beiden Orgasmen erzeugen kannst, ohne dass du dich besonders darauf konzentrieren musst, zum Beispiel einen G-Punkt-Dildo, einen Klitorissauger oder einen Prostatastimulator.

- Beginne mit der Stimulation jener erogenen Zone, mit der du länger zum Orgasmus benötigst.

- Es kann sein, dass die gleichzeitige Stimulation zweier erogener Zonen zunächst keine starken Wohlgefühle bei dir auslöst, weil dich die eine Stimulation von der anderen ablenkt. In diesem Fall solltest du die beiden erogenen

Zonen zunächst abwechselnd reizen, bis dein Körper gelernt hat, die doppelte Behandlung als eine einzige umfassende sexuelle Liebkosung wahrzunehmen.

- Fange dann an, die beiden Stimulationen einander überlappen zu lassen. Sei bereit, eine davon wieder zurückzunehmen, wenn sich dein Körper oder der deines Partners überreizt fühlt.

- Führe zuletzt durch zeitgleiche Stimulation zweier erogener Zonen den Orgasmus herbei.[114]

Wie führst du einen analen Orgasmus herbei?

Ein Orgasmus allein durch Stimulation des Hinterns ist möglich, weil die hochsensiblen Nerven, die dort enden, tief in den Körper hineinreichen. Bei Frauen stellen diese Nerven eine direkte Verbindung zu ihrer Klitoris und ihrer Vagina dar, bei Männern zu ihrer Prostata. Wenn du auf einen solchen Orgasmus aus bist, kannst du auf folgende Weise vorgehen:

- Experimentiere auch hier am besten erst einmal allein, um die besten Stellen und Bewegungen zu finden sowie die Reaktionen deines Körpers kennenzulernen. Je gründlicher du das getan hast, desto besser kannst du deinem Partner später Orientierung geben.

- Schneide deine Fingernägel und wasch dir die Hände, bevor du zur Sache gehst.

- Bei jeder Form von Analsex ist es wichtig, dabei so entspannt wie möglich zu sein. Ein heißes Bad und ausreichend Zeit können dabei gute Dienste leisten. Es hilft auch, wenn du dich zum Beispiel durch Erotika in eine erregte Stimmung versetzt. Auch während du deinen Hintern stimulierst, kannst du begleitend vertrautere Praktiken ausüben.

- Je mehr Gleitmittel du verwendest, desto einfacher wird es.

- Auch hier kannst du auf ein Sextoy wie einen Analdildo zurückgreifen, um tiefer vorzustoßen. Fang aber am besten mit einer kleinen Größe an. Eine Vibrationsmöglichkeit dürfte dein Vergnügen steigern.

Auf dieser Grundlage kannst du jetzt an dir selbst oder an deinem Partner verschiedene Techniken ausprobieren:

- Schiebe einen Finger in den Hintern und beuge ihn, als ob du jemanden anlocken wolltest. Dabei kannst du Tempo und Tiefe des Eindringens verändern und gegebenenfalls einen zweiten Finger hinzunehmen.

- Finde durch Ertasten eine Stelle, deren Berührung besonders heftige Schauer hervorruft und drücke sie, wie du das bei einer Türklingel tun würdest.

- Umkreise diese Stelle sanft mit deinem Finger.

- Lass deinen Finger vibrieren. Da das auf Dauer anstrengend ist, möchtest du damit vielleicht bis kurz vor dem Orgasmus warten.

- Außerhalb des Hinterns kannst du auch deine Zunge hinzunehmen, um damit den K-Punkt deines Partners zu umspielen.

In all diesen Fällen ist es sinnvoll, so sanft und behutsam wie möglich zu beginnen und beim erotischen

Spiel mit deinem Partner genau auf seine Reaktionen zu achten. Wenn er sichtlichen Genuss zeigt, kannst du beim Vorstoßen allmählich an Tempo, Druck und Tiefe zulegen.[115]

Wie führst du einen Brust-Orgasmus herbei?

In einer amerikanischen Studie berichteten 30 Prozent der befragten Frauen und 7 Prozent der Männer, über die Stimulation ihrer Brustwarzen zum Höhepunkt gelangen zu können.[116] Einer Untersuchung zufolge, die im Fachmagazin *Journal of Sexual Medicine* veröffentlicht wurde, aktiviert die Stimulation der Nippel bei beiden Geschlechtern dieselben Areale im Hirn, die auch bei der Stimulation der Genitalien angeregt werden.[117] Manche Frauen berichten, dass ein Brust-Orgasmus dem Höhepunkt beim normalen Geschlechtsverkehr sehr ähnlich ist, andere sprechen von einem unvergleichlichen Gefühl, das durch ihren gesamten Körper vibriert.[118]

Wenn du ausprobieren möchtest, ob du zu denjenigen Menschen gehörst, die durch diese Praktik zur Ekstase gelangen können, bieten sich zunächst einmal auch hier Experimente bei der Selbstbefriedigung an. Bringe dich wieder so dicht wie möglich an die Schwelle zum Orgasmus und versuche dann, ihn allein durch das Stimulieren deiner Nippel zu erreichen. Das kann mehrere Versuche nötig machen. Wenn es funktioniert, beginne deine Nippel immer früher zu stimulieren, also wenn du noch ein gutes Stück von deinem Höhepunkt entfernt bist. Irgendwann wirst du vielleicht allein oder hauptsächlich durch das Stimulieren deiner Nippel kommen.[119]

Selbstbefriedigung ist darüber hinaus eine wunderbare Methode herauszufinden, wie empfindlich deine Nippel auf verschiedene Berührungen reagieren und welche davon am lustbringendsten sind.[120]

Wenn du deine Partnerin auf diese Weise zum Orgasmus bringen möchtest, kannst du auf folgende Weise vorgehen:

- Bringe deine Partnerin durch Zungenküsse und zärtliche Berührungen in Stimmung.

- Widme dich zunächst eine Zeit lang gezielt den Brüsten deiner Partnerin. Umkreise ihre Nippel zum Beispiel mit deinen Fingern oder deiner Zunge.

- Nimm ihre Nippel zwischen die Finger, reibe sie und zwicke sie vielleicht sogar ein bisschen.

Achte bei alldem darauf, ob die Reaktionen deiner Partnerin dir zeigen, dass ihr gefällt, was du tust. Lass die Intensität deiner Berührungen wachsen. Du kannst jetzt auch an ihren Nippeln saugen oder mit deiner Zunge dagegenstupsen.

- Wenn ihr mögt, könnt ihr Sextoys, die die Sensibilität der Nippel fördern, zu Hilfe nehmen, also etwa Nippelpumpen, die um eine Brustwarze herum Unterdruck erzeugen und sie so erigieren lassen, vibrierende Aufsetzer oder Nippelklammern. Letztere reduzieren den Blutfluss in die Nippel und können beim Antippen lustvolle Schauer durch den Körper jagen. Entfernt man sie, schießt das Blut wieder in die Nippel zurück, was sie besonders empfindlich werden lässt. Tragt eine Nippelklammer aber nicht zu lange und nehmt sie ab, sobald es sich unangenehm anfühlt – andernfalls haben nur Menschen mit einem Faible für SM-Spiele Spaß an diesem Toy.

- Auch Gleitmittel und Öle können die Sensibilität von Brustwarzen erhöhen. Die sanfte Berührung mit einem Eiswürfel führt in der Regel dazu, dass ein Nippel besonders stark erigiert. Bei besonders empfindlichen Nippeln kann das Streicheln mit einer Vogelfeder Schauer der Lust hervorrufen.

- Sei geduldig: Ein Nippel-Orgasmus braucht seine Zeit. Der Sexualwissenschaftlerin Sunny Rodgers zufolge dauert es zehn bis zwanzig Minuten, bevor er sich einstellt.

- Wenn eine Frau ihre Tage hat, sind ihre Brustwarzen oft besonders empfindlich: Manchmal macht dies solche Praktiken allzu unangenehm, in anderen Fällen ist dann ein Brust-Orgasmus überhaupt erst möglich.

Alles, was ich hier geschildert habe, ist grundsätzlich auch bei einem männlichen Partner möglich, nur in der Regel weniger leicht.[121]

Wie führst du einen mentalen Orgasmus herbei?

25 Prozent der Frauen und 21 Prozent der Männer haben schon Orgasmen erlebt, für die überhaupt keine Berührung erforderlich war.[122] Frühere Studien gelangten sogar zu noch höheren Zahlen, wenn sie

Orgasmen mit einbezogen, die im Schlaf erfolgten: Fast 40 Prozent der mehr als 4.600 Frauen, die der Sexualforscher Alfred Kinsey befragte, hatten mindestens einen dieser Orgasmen vor ihrem fünfundvierzigsten Geburtstag erlebt. Mehr als dreißig Jahre später ergaben Untersuchungen, dass 85 Prozent der Frauen bis zum Alter von einundzwanzig Jahren eine solche Erfahrung gemacht hatten. Die Sex-Expertin Yvokke K. Fulbright schreibt zu solchen Orgasmen im Schlaf:

»Während Frauen nicht die gleichen ›Beweise‹ dafür haben wie Männer, zeigten Untersuchungen, die im Fachmagazin Archives of Sexual Behavior *veröffentlicht wurden, dass sich während des nächtlichen Orgasmus die Herzfrequenz einer Frau verdoppelt und bis zu 100 Schläge pro Minute beträgt, ihre Atmung von zwölf auf zweiundzwanzig Atemzüge pro Minute ansteigt und sie einen erhöhten Blutfluss erlebt. Menschen, die nächtliche Orgasmen haben, neigen dazu, sie mehrmals im Jahr zu haben.«*[123]

Dabei ist der veränderte Bewusstseinszustand, der mit dem Schlaf verbunden ist, für solche Erlebnisse nicht notwendig. So gibt es beispielsweise Berichte über eine Frau, die bei einer Bahnfahrt entdeckte, sich selbst rein gedanklich zum Orgasmus bringen zu können, und über einen Mann, der es bis zur Ejakulation schaffte, ohne seinen Penis zu berühren. Selbst sexuelle Gedanken sind nicht nötig: Manche Frauen haben spontane Orgasmen während hitziger Debatten oder angeregter intellektueller Diskussionen.[124]

»Die Rolle der Fantasie kann eine sexuelle Reaktion hervorrufen, die genauso intensiv ist wie die körperliche Stimulation«, erklärt die klinische Psychologin und Sexualtherapeutin Dr. Shannon Chavez.

»Wie funktioniert das also? Benutzen Sie Ihre Vorstellungskraft. Überlegen Sie sich, wo oder wie Sie berührt werden möchten. Wie fühlt sich das an? Was macht Ihr Körper und wie bewegt er sich, wenn Sie daran denken, auf diese Weise berührt oder gestreichelt zu werden? Eine Frau kann sich einen Orgasmus vorstellen, von der Art und Weise, wie sie atmet, über die Spannung und Entspannung in ihrem Körper bis hin zum Duft ihres Liebhabers, der die Erregung aktiviert. Die Fortsetzung der sexuellen Gedanken kann die gleichen physiologischen Reaktionen wie sexuelle Berührungen aktivieren. Eine Frau wird eine Zunahme der Lubrikation, des Blutflusses zu den Genitalien sowie Veränderungen der Atmung und der Körpertemperatur feststellen. Wenn wir an Sex denken, aktiviert dies auch eine emotionale Reaktion, die in direktem Zusammenhang mit unserer Fähigkeit zum Orgasmus steht. Hirnstudien zeigen, dass Frauen,

die nur erotische Bilder benutzten, in der Lage waren, sich selbst zum Orgasmus zu bringen, wobei dieselben Hirnareale aktiviert wurden wie diejenigen, deren Orgasmus durch körperliche Berührung ausgelöst wurde.«[125]

Einmal mehr gibt es keinen Grund, warum sich diese seelisch-körperliche Wechselwirkung allein bei Frauen abspielen sollte, auch wenn Männer, wie wir in einem früheren Kapitel gesehen haben, es hier schwerer haben dürften. Würde ich persönlich viel Zeit investieren, um diesen Weg zum Höhepunkt zu lernen, wenn es mit Zuhilfenahme meiner Hände so viel einfacher geht? Eher nicht. Aber die Menschen sind unterschiedlich, und für manchen mag diese Praktik eine faszinierende Erweiterung der erotischen Bandbreite darstellen.

Damit gelangt dieser Ratgeber an sein Ende. Ich freue mich, wenn dir die hier zusammengestellten Tipps dabei helfen, dich von jemandem mit bestimmten Problemen beim Orgasmus zu jemandem weiterzuentwickeln, der ganz neue Wege zum Gipfel der Lust entdecken, sie gemeinsam mit seinem Partner erreichen und das als eine wunderbare Erfahrung genießen kann. Ich wünsche dir sehr, sehr viele erhebende Erlebnisse dieser Art.

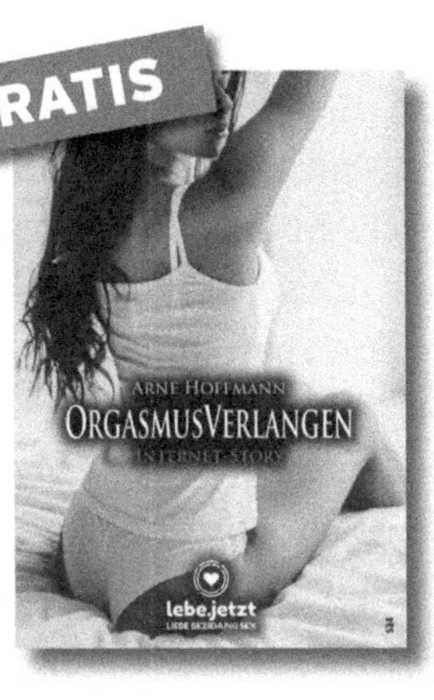

Leseprobe: Arne Hoffmann

Orgasmus-Verlangen

Susan konnte den Orgasmus schon spüren, der auf sie wartete.

Das ging ihr nicht zum ersten Mal so. Als sie noch jünger gewesen war, war ihr das fast schon wie eine übernatürliche Begabung erschienen. Als ob sie in die Zukunft sehen könnte. Im Laufe der Jahre hatte sie gelernt, dass das Unsinn war. Stattdessen sorgte sie regelmäßig selbst dafür, dass sie von ihrem Orgasmus Besuch bekam. Weil sie ihn einlud wie einen guten Freund. An manchen Abenden tat sie sogar mehr. Es war, um bei diesem Vergleich zu bleiben, als würde sie einen guten Freund anrufen und ihn fragen, ob er nicht mal bei ihr vorbeikommen wolle.

An diesen Abenden war sie so gierig nach einem Orgasmus, dass sie geradezu danach schrie.

So wie heute. Sie saß in der Bar, trug ihren kürzesten Rock und ihre knappste Bluse. Keine Unterwäsche. Dafür zarte Netzstrümpfe und ihre Fick-mich-Pumps.

Es kam ihr vor, als wäre das Schreien ihres Körpers nach einem Orgasmus unüberhörbar. Als müsste es die gesamte Bar hören: jeder, der an ihr vorbeikam.

Glücklicherweise fühlte sie sich alles andere als verzweifelt in ihrer Gier, sondern stark und selbstbestimmt. Denn sie hatte das beruhigende Wissen, dass sie auf ihren Orgasmus nicht lange warten müsste.

Er baute sich jetzt schon langsam in ihr auf.

So lief es an Abenden wie diesem immer wieder. Es gab keinen Grund, warum es heute anders sein sollte.

Dieses Gefühl wurde noch stärker, als sie den Mann wahrnahm, der ihr diesen Orgasmus verschaffen würde. Er saß nicht weit von ihr entfernt an der Theke. Seinem dunklen Anzug nach war er einer der Banker, die sich in den Lokalen dieser Straße einen Absacker genehmigten, nachdem sie ihr Tagesgeschäft beendet hatten. Zugleich besaß er aber ein hartes, kantiges Gesicht, das Susan eher einem Bauarbeiter zugeordnet hätte, und unter dem Stoff seines Anzugs zeichnete sich ein vielversprechender Körper ab.

Susan brauchte ein wenig, bis sie seine Aufmerksamkeit gewann. Auch wenn es ihm sicher nicht entging, wie intensiv sie ihn musterte, ignorierte er dies zunächst. Oder er versuchte es zumindest: Susan sah, wie seine Blicke immer häufiger in ihre Richtung schweiften, auch wenn er zunächst so tat, als würde er durch sie hindurchsehen.

Immerhin konnte er sich genauso wenig von ihrer Erscheinung lösen wie sie von seiner. So wie viele Männer traute er sich offenbar nicht, eine wildfremde Frau anzusprechen. Susan wollte ihm dafür keinen Vorwurf machen.

Stattdessen schenkte sie ihm ihr strahlendstes Lächeln und hob ihr Weinglas, um ihm zuzuprosten.

Damit war der Kontakt hergestellt. Endlich verließ der Fremde seinen Platz am Tresen und trat, jetzt selbst lächelnd, auf sie zu. Susan spürte, wie das Pochen zwischen ihren Beinen stärker wurde. Sie fing ihren nächsten Orgasmus gerade ein wie ein Angler einen Fisch.

Der Fremde fragte, ob er sich zu ihr setzen dürfe. Nur allzu gern willigte Susan ein. Sie hörte, wie der Mann sich als »Daniel« vorstellte und mit seinem Small Talk begann. Susan stieg scheinbar darauf ein, war aber gedanklich nicht wirklich dabei. Das war nur die übliche Pflichtübung, weil zwei Fremde einander nicht ohne Umschweife mitten in der Bar bespringen konnten. Also plauderten und lachten sie ein wenig zusammen, während durch Susans Kopf die Fragen jagten, die sie tatsächlich interessierten:

Würde dieser Mann so großartig im Bett sein, wie er wirkte? Wollte er sie in diesem Moment so sehr zwischen seinen Beinen spüren, wie sie das wollte? Besaß er einen Schwanz, der in der Lage wäre, sie ganz und gar zufriedenzustellen?

Inzwischen drängte das Verlangen, das Susan tief in sich gespürt hatte, aus ihrem Schoß heraus und breitete sich nach und nach in ihrem ganzen Körper aus.

Sie stellte sich insgeheim eine neue Frage: nämlich, was ihr attraktiver Gesprächspartner wohl dächte, wenn er wüsste, dass ihr Orgasmus streng genommen bereits begann? Ihr Herzschlag jagte jetzt schon, ihr Atem ging heftig, eine Gänsehaut nach der anderen rieselte über ihren Körper. Sie hatte Mühe, ihre schlanken Finger, die ihr Weinglas umrankten, vom Zittern abzuhalten. Ihre steifen Nippel drängten sich gegen den Stoff ihrer Bluse, und sie glaubte, den aufreizenden Schweiß dieses Mannes bereits so stark riechen zu können, als würde er auf ihr liegen und in sie eindringen.

Ja, kein Zweifel: Ihr Orgasmus hatte einen wirklich langen Vorlauf. Er baute sich nicht binnen Minuten auf, sondern innerhalb mehrerer Stunden. Susan wusste nicht, ob es viele andere Frauen gab, die Sex genauso wahrnahmen wie sie oder ob sie in dieser

Hinsicht einen Ausnahmefall darstellte. Es war ihr in diesem Moment auch herzlich egal. Viel zu sehr lenkten sie die Muskeln ihrer Oberschenkel ab, die sich gierig immer wieder zusammenzogen, als könnten sie diesen Mann, der immer noch einen Meter von ihr entfernt saß, so dazu bringen, noch tiefer in sie einzudringen.

Na gut, eigentlich hatte er den Abstand inzwischen auf einen halben Meter verringert, stellte Susan fest. Er konnte unmöglich übersehen, wie intensiv sie ihn anstarrte. Zu ihren Fick-mich-Pumps war jetzt ein Fick-mich-Blick getreten.

Ihre Möse hielt die Anspannung kaum noch aus. Sie gierte geradezu danach, gestopft zu werden. Solche Worte hatte Susan vor Jahren ein Blondchen in einem Pornofilm sagen hören und sie waren ihr damals billig und abgeschmackt vorgekommen. Bis sie immer öfter hatte zugeben müssen, dass es sich für sie genauso anfühlte, auch wenn ihr das immer noch ein wenig peinlich war. Konnte dieser Mann ihr ansehen, wie gern sie seinen Schwanz zwischen den Beinen spüren wollte?

Sie konnte sich immer weniger darauf konzentrieren, was er gerade sagte. In dem Moment, in dem sie es hörte, hatte sie es fast schon wieder vergessen.

Das war ihr auch sehr recht. Je mehr dieser Mann für sie ein Fremder blieb, desto lieber war es ihr. Es war nicht er, sondern ihr Orgasmus, mit dem sie in dieser Nacht eine Verabredung hatte.

David würde dabei nicht zu kurz kommen, dachte sie. Nein, er hieß Daniel. Aber auch das war ihr eigentlich egal.

Sie streckte ihre Hand auf dem Tisch aus, bis sie die von Daniel fast erreicht hatte. Er kam ihr entgegen. Ihre Fingerkuppen berührten einander. Schließlich legte sie ihre Hand auf seine.

Ein weiterer tiefer Blick. Jetzt atmeten sie beide heftig und beinahe im Gleichklang. Das ließ Gutes ahnen.

Weiterlesen kostenlos ...

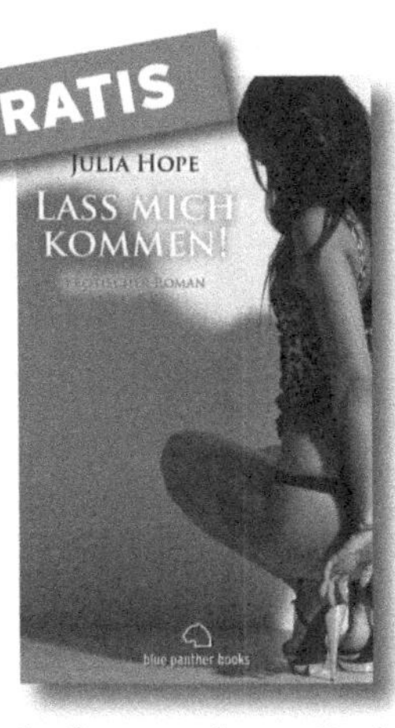

LESEPROBE:

ARNE HOFFMANN

LASS MICH KOMMEN

… »Was ist das?«, fragte Sandra.

Frank grinste. »Dieses kleine Wundergerät ist ein so genannter Vibra Exciter. Eine besondere Art Vibrator. Du befestigst dieses Bedienelement ganz oben an deinem Innenschenkel, sodass es von außen niemand sieht. Das müsste auch bei deinem kurzen Röckchen möglich sein. Den Zylinder schiebst du dir in deine Muschi.«

Sandra atmete tief ein. Sie war doch jetzt schon praktisch dauergeil. »Ich … Wenn ich ständig stimuliert werde, dann … Es kann sein … Vermutlich kann ich mich dann irgendwann nicht mehr beherrschen.« Oh Gott, wie sich das anhörte! »Ich meine … Das können Sie doch nicht von mir erwarten?«

Frank schmunzelte, Rachel lachte. »Der Witz bei der Sache ist: Dieses Gerät hier funktioniert wie der Empfänger einer Fernsteuerung. Er reagiert auf Handysignale in deiner Nähe. Sobald ein Handy, das etwa einen Meter von dir entfernt ist, einen Anruf oder eine SMS erhält, wird das Gerät in Betrieb gesetzt, und der kleine Zylinder in deiner Möse fängt an zu vibrieren. Und zwar genau so lange, wie die Mitteilung oder das Gespräch dauert, plus weiterer zwanzig Sekunden. Das Vibrieren selbst lässt sich in mehrere Stufen unterteilen, von sehr sanft bis wirklich heftig. Im Laufe des Abends werden wir ein bisschen experimentieren, wie wir das Gerät am besten einstellen, damit es dich immer wieder an den Rand eines Höhepunktes bringt, aber nicht darüber hinaus.«

Sandra starrte den Apparat voll dunkler Ahnung an. Wer erfand nur solche Dinger? Und wie entdeckte Frank sie immer wieder für seine und Rachels perfiden Arrangements? Es war unglaublich, was für einen Ideenreichtum die beiden entwickelten, wenn es darum ging, sie zu quälen.

***

Wenige Stunden später lag Sandra schweißüberströmt auf Rachels Bett. Ihre Finger krallten sich in das Laken. Ihr Atem ging so heftig, als ob sie einen zehnminütigen Sprint hinter sich gehabt hätte.

»Oh Gott … ich … bitte … ich muss jetzt wirklich, wirklich kommen! Bitte …«, flehte sie.

Aber Rachel, die Sandras Verrenkungen kühl beobachtete, schüttelte nur den Kopf. »Du musst nicht kommen«, korrigierte sie.

Sandra wimmerte. Sie starrte hoffnungsvoll auf den Radiowecker, der auf Rachels Nachttisch stand. Endlich wechselte die Minute von 21:58 Uhr auf 21:59 Uhr. Keuchend schaltete Sandra den Vibrator aus, dessen Metallzylinder in ihrer Möse steckte.

Das Spiel, das Rachel mit ihr spielte, war ganz einfach: Sandra hatte die Aufgabe, die acht verschiedenen Intensitätsstufen, mit denen ihr neuer Vibrator ausgestattet war, nacheinander auszuprobieren. Jede Stufe hatte sie drei Minuten lang zu genießen, danach war ihr eine einminütige Pause gestattet. Jedes Mal, wenn sie früher abbrach, weil sie die Stimulation einfach nicht mehr aushalten konnte, ohne ihren Orgasmus gegen Rachels Verbot zuzulassen, musste sie den kompletten Durchgang von neuem beginnen. Das hier war ihr dritter Versuch. Die Kontrolle zu behalten, war für sie von Mal zu Mal schwieriger.

Frank stand im Türrahmen des Schlafzimmers und betrachtete ebenfalls das Schauspiel, das Sandra ihm und Rachel bot. Sandra kaute auf ihrer Unterlippe, stieß hilflos mit ihren Hüften in die Luft, schleuderte ihren Kopf hin und her wie im Fieber.

Endlich erbarmten sich die beiden ihrer Sklavin. »Genug gespielt«, sagte Rachel, griff zwischen Sandras Beine und nahm ihren Vibrator an sich. ...

Endnoten

- 1 Vgl. Krüger, Tillmann und andere: Prolactinergic and dopaminergic mechanisms underlying sexual arousal and orgasm in humans. In: World Journal of Urology Nr. 23/2005. Online unter https://link.springer.com/article/10.1007/s00345-004-0496-7 / Marson, Lesley: Neurologic and neuroendocrinologic responses during orgasm: What do we know? In: Current Sexual Health Reports 5/2008 Online unter https://link.springer.com/article/10.1007/s11930-008-0025-6
- 2 Vgl. Magon, Navneet und Kalra, Sanjay: The orgasmic history of oxytocin: Love, lust, and labor. In: Indian Journal of Endocrinology and Metabolism Nr. 15/2011. Online unter https://www.ncbi.nlm.nih.gov/pmc/articles/PMC3183515.
- 3 Vgl. Pfeuffer, Charyn: 31 Fascinating Facts About Orgasm. Online unter https://www.kinkly.com/31-fascinating-facts-about-orgasm/2/18151.
- 4 Vgl. Mitrokostas, Sophia: https://www.seattletimes.com/seattle-news/health/paralyzed-women-rediscover-orgasms. Seit dem 26.1.2019 online unter https://www.sciencealert.com/here-s-what-happens-to-your-brain-when-you-orgasm.
- 5 Vgl. Schröder, Alena: Zweisam am Gipfel. In: Süddeutsche Zeitung vom 17.4.2017. Online unter https://sz-magazin.sueddeutsche.de/nackte-zahlen-sexkolumne/zweisam-am-gipfel-83533.
- 6 Vgl. N. N.: Der weibliche Orgasmus – Fakten, Mythen & Missverständnisse. Online unter https://partnerschaft.gesund.co.at/weiblicher-orgasmus-12237.
- 7 Vgl. Pfeuffer, Charyn: 3 Easy Steps for Better Orgasms. Online unter https://www.kinkly.com/3-easy-steps-for-better-orgasms/2/18995.
- 8 Vgl. Poschenrieder, Beatrice: Stöhnst du noch oder kommst du schon? Rowohlt 2006, S. 12.
- 9 Vgl. Borresen, Kelsey: Here's What Sex Therapists Tell Women Who Have Trouble Orgasming. Online unter https://www.huffpost.com/entry/women-who-cant-orgasm_n_5a25d261e4b086e4e503e248.
- 10 Vgl. Poschenrieder, Beatrice: Stöhnst du noch oder kommst du schon? Rowohlt 2006, S. 157.
- 11 Vgl. Hoffmann, Arne: 50 einfache Dinge, die Männer über Sex wissen sollten. Westend 2011, S. 61–62.
- 12 Vgl. Burri, Andrea und andere: Emotional Intelligence and Its Association with Orgasmic Frequency in Women. In: Journal of Sexual Medicine, Vol. Nr. 7/2009, S. 1930–1937.
- 13 Vgl. Sinclair Institute und Yvonne K. Fulbright: The Better Sex Guide to Extraordinary Lovemaking, Quiver 2011, S. 290–292 / Margolis, Jonathan: O. The Intimate

Science of Orgasm. London 2003, S. 344–385 / Cass, Vivienne: The Elusive Orgasm, Da Capo Lifelong 2007, S. 56 und 166 / Robyn: Why Can't I Orgasm? 17 Culprits that Keep You from the Big O. Online unter https://de.lovense.com/sex-tips/why-cant-i-orgasm.

- 14 Vgl. Robyn: Why Can't I Orgasm? 17 Culprits that Keep You from the Big O. Online unter https://de.lovense.com/sex-tips/why-cant-i-orgasm / Pfeuffer, Charyn: 31 Fascinating Facts About Orgasm. Online unter https://www.kinkly.com/31-fascinating-facts-about-orgasm/2/18151.
- 15 Vgl. Block, Jenny: O Wow. Discovering Your Ultimate Orgasm. Cleis Press 2015, S. 180–181.
- 16 Vgl. Weiss, Suzannah: 4 Reasons to Never Fake an Orgasm. Online unter https://www.kinkly.com/4-reasons-to-never-fake-an-orgasm/2/17813.
- 17 Vgl. Poschenrieder, Beatrice: Stöhnst du noch oder kommst du schon? Rowohlt 2006, S. 46.
- 18 Vgl. Cass, Vivienne: The Elusive Orgasm: A Woman's Guide to Why She Can't and How She Can Orgasm. Da Capo Lifelong 2007, S. 234.
- 19 Vgl. Washington, Karen: The sex is good, but I don't always get to orgasm. How do I bring it up? Online unter https://www.kinkly.com/7/1214/sexperts/the-sex-is-good-but-i-dont-always-get-to-orgasm-how-do-i-bring-it-up.
- 20 Vgl. Pfeuffer, Charyn: 31 Fascinating Facts About Orgasm. Online unter https://www.kinkly.com/31-fascinating-facts-about-orgasm/2/18151.
- 21 Vgl. McGuire, Laura: I've never been able to orgasm through sex with my partner, but I'm afraid to tell them. What should I do? Online unter https://www.kinkly.com/ive-never-been-able-to-orgasm-through-sex-with-my-partner-but-im-afraid-to-tell-them-what-should-i-do/7/18569.
- 22 Vgl. Nagoski, Emily: Come As You Are. Simon & Schuster 2015, S. 48–49.
- 23 Vgl. Nagoski, Emily: Come As You Are. Simon & Schuster 2015, S. 73.
- 24 Vgl. Cass, Vivienne: The Elusive Orgasm: A Woman's Guide to Why She Can't and How She Can Orgasm. Da Capo Lifelong 2007, S. 23–24.
- 25 Vgl. Cass, Vivienne: The Elusive Orgasm: A Woman's Guide to Why She Can't and How She Can Orgasm. Da Capo Lifelong 2007, S. 50.
- 26 Vgl. Cass, Vivienne: The Elusive Orgasm: A Woman's Guide to Why She Can't and How She Can Orgasm. Da Capo Lifelong 2007, S. 56 und 167.
- 27 Vgl. Page, Danielle: Why Can't I Orgasm? 15 Surprising Reasons You're Not Reaching Climax. Online unter https://www.womansday.com/relationships/sex-tips/

advice/g1811/10-surprising-reasons-youre-not-reaching-orgasm / Rowland, David und andere: Women's Attributions Regarding Why They Have Difficulty Reaching Orgasm. In: Sex Marital Therapy Nr. 44/2018. Online unter https://pubmed.ncbi.nlm.nih.gov/29298126.

- 28 Vgl. Page, Danielle: Why Can't I Orgasm? 15 Surprising Reasons You're Not Reaching Climax. Online unter https://www.womansday.com/relationships/sex-tips/advice/g1811/10-surprising-reasons-youre-not-reaching-orgasm.
- 29 Vgl. Baker, Robin: Krieg der Spermien. Weshalb wir lieben und leiden, uns verbinden, trennen und betrügen. Bergisch Gladbach 1999, S. 299.
- 30 Vgl. etwa Sprinkle, Annie: The Explorer's Guide to Planet Orgasm. Greenery Press 2017, S. 73–75.
- 31 Vgl. Dolan, Eric: Women who use pornography more frequently tend to have better sexual outcomes, study finds. Online unter https://www.psypost.org/2020/05/women-who-use-pornography-more-frequently-tend-to-have-better-sexual-outcomes-study-finds-56886.
- 32 Vgl. Cass, Vivienne: The Elusive Orgasm: A Woman's Guide to Why She Can't and How She Can Orgasm. Da Capo Lifelong 2007, S. 184–192.
- 33 Vgl. Anderson, Jan: 10 Things to Know About the Coital Alignment Technique. Online unter https://www.healthline.com/health/10-things-to-know-about-the-coital-alignment-technique / Sarah B.: Cat Position: So kommt sie beim Sex zum Orgasmus! Online unter https://magazin.amorelie.de/cat-sex-position.
- 34 Vgl. Solot, Dorian: I Love Female Orgasm. Da Capo Lifelong Books 2007, S. 66.
- 35 Vgl. N.N.: Fast ein Drittel der deutschen Männer hat schon mal einen Orgasmus vorgetäuscht. Online unter https://www.stern.de/gesundheit/sexualitaet/orgasmus--ein-drittel-der-deutschen-maennern-taeuschte-ihn-schon-vor-9112906.html.
- 36 Vgl. Abrams, Sean: How to Make a Girl Orgasm. Online unter https://uk.askmen.com/sex/female-orgasm.html.
- 37 Vgl. Sinclair Institute und Yvonne K. Fulbright: The Better Sex Guide to Extraordinary Lovemaking. Quiver 2011, S. 288.
- 38 Vgl. Abrams, Sean: How to Make a Girl Orgasm. Online unter https://uk.askmen.com/sex/female-orgasm.html.
- 39 Vgl. Hoffmann, Arne: 50 einfache Dinge, die Männer über Sex wissen sollten. Westend 2011, S. 64 / Roberts, Michelle: Scan spots women faking orgasms. Online unter http://news.bbc.co.uk/2/hi/health/4111360.stm.
- 40 Vgl. Castleman, Michael: 6 Ways to Help Her Have Orgasms. Online unter https://www.psychologytoday.com/us/blog/all-about-sex/201209/6-ways-help-her-have-orgasms.

- 41 Vgl. Block, Jenny: O Wow. Discovering Your Ultimate Orgasm. Cleis Press 2015, S. 180–181.
- 42 Vgl. Solot, Dorian: I Love Female Orgasm. Da Capo Lifelong Books 2007, S. 87.
- 43 Vgl. Wittheck, Mila: Das goldene Trio: So bringen Sie jede Frau garantiert zum Orgasmus. Online unter https://www.menshealth.de/sex/das-goldene-trio-so-bringen-sie-eine-frau-garantiert-zum-orgasmus.
- 44 Vgl. Wittheck, Mila: Das goldene Trio: So bringen Sie jede Frau garantiert zum Orgasmus. Online unter https://www.menshealth.de/sex/das-goldene-trio-so-bringen-sie-eine-frau-garantiert-zum-orgasmus.
- 45 Vgl. Castleman, Michael: 6 Ways to Help Her Have Orgasms. Online unter https://www.psychologytoday.com/us/blog/all-about-sex/201209/6-ways-help-her-have-orgasms.
- 46 Vgl. Vgl. Dolan, Eric: Study suggests ›book therapy‹ could help improve men's performance in bed. Online unter https://www.psypost.org/2020/06/study-suggests-book-therapy-could-help-improve-mens-performance-in-bed-56934.
- 47 Zitiert nach Degen, Rolf: Vom Höchsten der Gefühle. Eichborn 2004, S. 191.
- 48 Vgl. zur Nieden, Sabine: Weibliche Ejakulation: Variationen zu einem uralten Streit der Geschlechter. Stuttgart 1994, S. 58.
- 49 Vgl. Norretranders, Tor: Hingabe. Über den Orgasmus des Mannes. Rowohlt 1986, S. 13.
- 50 Vgl. Norretranders, Tor: Hingabe. Über den Orgasmus des Mannes. Rowohlt 1986, S. 16–22.
- 51 Vgl. Norretranders, Tor: Hingabe. Über den Orgasmus des Mannes. Rowohlt 1986, S. 14–15.
- 52 Vgl. Hoffmann, Arne: 50 einfache Dinge, die Männer über Sex wissen sollten. Westend 2011, S. 66–70.
- 53 Vgl. Margolis, Jonathan: O. The Intimate History of Orgasm. Grove Press 2004, S. 64.
- 54 Vgl. zu mehreren dieser Tipps Tigar, Lindsay: How To Reach Climax In No Time. Online unter https://uk.askmen.com/dating/love_tip_60/90_love_tip.html.
- 55 Vgl. Vorzeitiger Samenerguss – Ejaculatio Praecox. Online unter https://www.uro.at/patienten-informationen/patienten-ratgeber/60-vorzeitiger-samenerguss-ejaculatio-praecox.html.
- 56 Vgl. Sharkey, Lorelei und Taylor, Emma: The Big Bang. Plume 2003, S. 224.

- 57 Vgl. Stiftung Warentest: Besonderheit: Priligy: Gegen vorzeitigen Samenerguss. Online unter https://www.test.de/Potenzprobleme-Diese-Mittel-koennen-helfen-1801926-1801930.
- 58 Vgl. Degen, Rolf: Vom Höchsten der Gefühle. Eichborn 2004, S. 265.
- 59 Vgl. Birch, Robert: Premature or Rapid Ejaculation. Online veröffentlicht am 4.5.2004 unter http://www.sexualhealth.com/article/read/men-sexual-health/erectile-dysfunction-issues/260, nicht mehr online.
- 60 Vgl. Margolies, Eva: Der Mann und seine sexuellen Probleme. Kabel 1996, S. 34.
- 61 Diese Technik wurde nach zwei wegweisenden Sexualwissenschaftlern als Masters-and-Johnson-Methode bekannt.
- 62 Vgl. Metz, Michael und McCarthy, Barry: Coping With Premature Ejaculation. New Harbinger Publications 2004. Zitiert ohne Seitenangabe nach Hoffmann, Arne: Nummer Sicher. Marterpfahl 2007, S. 17–18.
- 63 Vgl. Margolies, Eva: Der Mann und seine sexuellen Probleme. Kabel 1996, S. 34–35.
- 64 Vgl. Margolies, Eva: Der Mann und seine sexuellen Probleme. Kabel 1996, S. 31.
- 65 Vgl. Margolies, Eva: Der Mann und seine sexuellen Probleme. Kabel 1996, S. 32 und S. 46–47.
- 66 Vgl. Margolies, Eva: Der Mann und seine sexuellen Probleme. Kabel 1996, S. 48.
- 67 Vgl. Margolies, Eva: Der Mann und seine sexuellen Probleme. Kabel 1996, S. 47–48.
- 68 Vgl. Sinclair Institute und Yvonne K. Fulbright: The Better Sex Guide to Extraordinary Lovemaking, Quiver 2011, S. 287.
- 69 Vgl. Sinclair Institute und Yvonne K. Fulbright: The Better Sex Guide to Extraordinary Lovemaking, Quiver 2011, S. 280–287.
- 70 Vgl. Kinkly Staff: When Coming Becomes Routine: How to Have a Better Orgasm. Online unter https://www.kinkly.com/when-coming-becomes-routine-how-to-have-a-better-orgasm/2/18377.
- 71 Vgl. Joannides, Paul: Guide to Getting It On. Goofy Foot Press 2009, S. 123.
- 72 Vgl. Doolittle, Ducky: How can I orgasm from penetration alone? Online unter https://www.kinkly.com/7/739/sexperts/how-can-i-orgasm-from-penetration-alone.
- 73 Vgl. Sinclair Institute und Yvonne K. Fulbright: The Better Sex Guide to Extraordinary Lovemaking, Quiver 2011, S. 280–287.
- 74 Vgl. Sprinkle, Annie: The Explorer's Guide to Planet Orgasm, Greenery 2017, S. 12–13.

- 75 Vgl. Sinclair Institute und Yvonne K. Fulbright: The Better Sex Guide to Extraordinary Lovemaking, Quiver 2011, S. 280–283.
- 76 Vgl. Pfeuffer, Charyn: 3 Easy Steps for Better Orgasms. Online unter https://www.kinkly.com/3-easy-steps-for-better-orgasms/2/18995.
- 77 Vgl. Sinclair Institute und Yvonne K. Fulbright: The Better Sex Guide to Extraordinary Lovemaking, Quiver 2011, S. 284–287.
- 78 Vgl. Tigar, Lindsey: 7 Ways To Enhance The Male Orgasm. Online unter https://uk.askmen.com/dating/love_tip_150/177_love_tip.html.
- 79 Vgl. Harvard Health Publishing: Step-by-step guide to performing Kegel exercises. Online unter https://www.health.harvard.edu/bladder-and-bowel/step-by-step-guide-to-performing-kegel-exercises.
- 80 Vgl. Pfeuffer, Charyn: 3 Easy Steps for Better Orgasms. Online unter https://www.kinkly.com/3-easy-steps-for-better-orgasms/2/18995.
- 81 Vgl. Pfeuffer, Charyn: 31 Fascinating Facts About Orgasm. Online unter https://www.kinkly.com/31-fascinating-facts-about-orgasm/2/18151.
- 82 Vgl. Pfeuffer, Charyn: 31 Fascinating Facts About Orgasm. Online unter https://www.kinkly.com/31-fascinating-facts-about-orgasm/2/18151 / Adriana: How To Have Multiple Orgasms: Mind Melting Pleasure Guide. Online unter https://badgirlsbible.com/multiple-orgasms.
- 83 Vgl. Sinclair Institute und Yvonne K. Fulbright: The Better Sex Guide to Extraordinary Lovemaking, Quiver 2011, S. 305.
- 84 Vgl. Darling, Carol und andere: The female sexual response revisited: Understanding the multiorgasmic experience in women. In: *Archives of Sexual Behavior Nr. 20, 1991, S.* 527–540, Zusammenfassung online unter https://psycnet.apa.org/record/1992-16300-001.
- 85 Vgl. Schumann, Susanne: Multiple Orgasmen: Darauf kommt es an. Online unter https://www.brigitte.de/liebe/sex-flirten/multiple-orgasmen--was-ist-das-und-wie-geht-s--11639842.html.
- 86 Vgl. Schumann, Susanne: Multiple Orgasmen: Darauf kommt es an. Online unter https://www.brigitte.de/liebe/sex-flirten/multiple-orgasmen--was-ist-das-und-wie-geht-s--11639842.html / Doolittle, Duckie: Can all women achieve multiple orgasms? Online unter https://www.kinkly.com/7/955/sexperts/can-all-women-achieve-multiple-orgasms.
- 87 Vgl. Mistress Kay: 6 Tips to Help You Achieve Multiple Orgasms (Just Like Me). Online unter https://www.kinkly.com/2/13443/sex-tips/passion-play/6-tips-to-help-you-achieve-multiple-orgasms-just-like-me.
- 88 Vgl. Mistress Kay: 6 Tips to Help You Achieve Multiple Orgasms (Just Like Me).

Online unter https://www.kinkly.com/2/13443/sex-tips/passion-play/6-tips-to-help-you-achieve-multiple-orgasms-just-like-me.

- 89 Vgl. Beatrice Poschenrieder: Stöhnst du noch oder kommst du schon?, Rowohlt 2006, S. 242–244 / Sinclair Institute und Yvonne K. Fulbright: The Better Sex Guide to Extraordinary Lovemaking, Quiver 2011, S. 305.
- 90 Vgl. Schumann, Susanne: Multiple Orgasmen: Darauf kommt es an. Online unter https://www.brigitte.de/liebe/sex-flirten/multiple-orgasmen--was-ist-das-und-wie-geht-s--11639842.html.
- 91 Vgl. Doolittle, Duckie: Can all women achieve multiple orgasms? Online unter https://www.kinkly.com/7/955/sexperts/can-all-women-achieve-multiple-orgasms.
- 92 Vgl. Mistress Kay: 6 Tips to Help You Achieve Multiple Orgasms (Just Like Me). Online unter https://www.kinkly.com/2/13443/sex-tips/passion-play/6-tips-to-help-you-achieve-multiple-orgasms-just-like-me.
- 93 Vgl. Mandriota, Morgan: Yes, Men Can Have Multiple Orgasms: A Step-By-Step Guide. Online unter https://www.mindbodygreen.com/articles/multiple-orgasms-for-men-guide.
- 94 Vgl. zu allen vorangegangenen Absätzen dieses Kapitels Crooks, Robert und Baur, Karla: Our Sexuality. Sixth Edition. Pacific Grove 1996, S. 161; Degen, Rolf: Vom Höchsten der Gefühle. Eichborn 2004, S. 96–97; Komisaruk, Barry: The Science of Orgasm. John Hopkins University Press 2006, S. 218 / Margolis, Jonathan: O. The Intimate History of Orgasm. Grove Press 2004, S. 45–46.
- 95 Vgl. zu den vorangegangenen Absätzen Bolz, Annette: Sex im Gehirn. Bruno Martin Verlag 1992, S. 61–63; Brater, Jürgen: Lexikon der Sexirrtümer. Eichborn 2003, S. 264 / Degen, Rolf: Vom Höchsten der Gefühle. Eichborn 2004, S. 80–81.
- 96 Vgl. Mandriota, Morgan: Yes, Men Can Have Multiple Orgasms: A Step-By-Step Guide. Online unter https://www.mindbodygreen.com/articles/multiple-orgasms-for-men-guide.
- 97 Vgl. Tigar, Lindsay: How Men Can Have Multiple Orgasms. Online unter https://uk.askmen.com/dating/love_tip_60/71_love_tip.html.
- 98 Vgl. Jacobsson Purewal, S., Zane, Z., Taylor J.: Wanna Have Multiple Orgasms? Online unter https://www.menshealth.com/sex-women/a19545094/how-to-have-multiple-orgasms.
- 99 Vgl. Tigar, Lindsay: How Men Can Have Multiple Orgasms. Online unter https://uk.askmen.com/dating/love_tip_60/71_love_tip.html.
- 100 Vgl. Eliason, Nate: Male Multiple Orgasms without Ejaculating: Exactly How to Have Them. Online unter https://www.nateliason.com/blog/multiple-orgasms-men.
- 101 Vgl. Eliason, Nate: Male Multiple Orgasms without Ejaculating: Exactly How to Have Them. Online unter https://www.nateliason.com/blog/multiple-orgasms-men.

- 102 Vgl. Elisaon, Nate: Multiple Orgasms During Sex for Men (Positions, Techniques, & More). Online unter https://www.nateliason.com/blog/multiple-orgasms-sex-men.
- 103 Vgl. Vgl. Tigar, Lindsay: How Men Can Have Multiple Orgasms. Online unter https://uk.askmen.com/dating/love_tip_60/71_love_tip.html.
- 104 Vgl. Adriana: Come Together: The Key to Simultaneous Orgasm. Online unter https://badgirlsbible.com/simultaneous-orgasm..
- 105 Vgl. Adriana: Come Together: The Key to Simultaneous Orgasm. Online unter https://badgirlsbible.com/simultaneous-orgasm
- 106 Vgl. zu den vorangegangenen Absätzen Scalisi, Kait: How to Have a Simultaneous Orgasm. Online unter https://www.bloodandmilk.com/how-to-have-a-simultaneous-orgasm / Triffin, Molly: How to Climax Together. Online unter https://www.cosmopolitan.com/sex-love/advice/a3447/simultaneous-orgasm-0507 / Tantry, Tanya: How to Orgasm Together: 5 Tips for Simultaneous Orgasm. Online unter https://flo.health/menstrual-cycle/sex/pleasure/how-to-orgasm-together / Adriana: Come Together: The Key to Simultaneous Orgasm. Online unter https://badgirlsbible.com/simultaneous-orgasm.
- 107 Vgl. Pfeuffer, Charyn: 31 Fascinating Facts About Orgasm. Online unter https://www.kinkly.com/31-fascinating-facts-about-orgasm/2/18151.
- 108 Vgl. Hoffmann, Arne: Erotische Massage. Lebe.jetzt 2018, S. 100–103.
- 109 Wie man das tut, erkläre ich in meinem Buch »Erotische Massage«. Lebe.jetzt 2018, S. 84–89.
- 110 »Coregasm« als Suchbegriff bei Google führt zu einer ganzen Reihe entsprechender Artikel.
- 111 Vgl. Lampen, Claire: 10 Orgasms Every Woman Should Have. Online unter https://www.womenshealthmag.com/sex-and-love/a19953576/types-of-female-orgasm.
- 112 Vgl. Sinclair Institute und Yvonne K. Fulbright: The Better Sex Guide to Extraordinary Lovemaking, Quiver 2011, S. 279.
- 113 Vgl. Sinclair Institute und Yvonne K. Fulbright: The Better Sex Guide to Extraordinary Lovemaking, Quiver 2011, S. 279.
- 114 Vgl. Mistress Kay: Explore the Unforgettable Blended Orgasm. Online unter https://www.kinkly.com/explore-the-unforgettable-blended-orgasm/2/18957 / Shiffer, Emily: Blended Orgasms: What They Are and How to Have Them. Online unter https://www.healthline.com/health/healthy-sex/blended-orgasm.
- 115 Vgl. Melvoin-Berg, Ken: What is an anal orgasm and what does it feel like? Online unter https://www.kinkly.com/7/1460/sexperts/what-is-an-anal-orgasm-and-what-does-it-feel-like / Lampen, Claire: Yes, Anal Orgasms Are Real—Here's How To Have One. Online unter https://www.womenshealthmag.com/sex-and-love/a21532489/anal-

orgasm / Santos-Longhurst, Adrienne: How to Have an Anal Orgasm: 35 Tips for You and Your Partner. Online unter https://www.healthline.com/health/anal-orgasms.

- 116 Vgl. Poschenrieder, Beatrice: Stöhnst du noch oder kommst du schon?, Rowohlt 2006, S. 247.
- 117 Vgl. Pfeuffer, Charyn: Nipplegasms Are a Thing. Here's How To Have One. Online unter https://www.kinkly.com/nipplegasms-are-a-thing-heres-how-to-have-one/2/17186.
- 118 Vgl. Rimm, Hannah und Siclait, Aryelle: How To Have A Nipple Orgasm You'll Never Forget. Online unter https://www.womenshealthmag.com/sex-and-love/a26895393/nipple-orgasm.
- 119 Vgl. Mistress Kay: 5 Tips for Finding That Elusive ›Nipplegasm‹. Online unter https://www.kinkly.com/5-tips-for-finding-that-elusive-nipplegasm/2/17518.
- 120 Vgl. Rimm, Hannah und Siclait, Aryelle: How To Have A Nipple Orgasm You'll Never Forget. Online unter https://www.womenshealthmag.com/sex-and-love/a26895393/nipple-orgasm.
- 121 Vgl. Wittheck, Mila: So bringst du Frauen zum Breastgasm. Online unter https://www.menshealth.de/sex/so-bringen-sie-frauen-zum-nippel-orgasmus / Pfeuffer, Charyn: Nipplegasms Are a Thing. Here's How To Have One. Online unter https://www.kinkly.com/nipplegasms-are-a-thing-heres-how-to-have-one/2/17186 / Mistress Kay: 5 Tips for Finding That Elusive ›Nipplegasm‹. Online unter https://www.kinkly.com/5-tips-for-finding-that-elusive-nipplegasm/2/17518 / Bass, Lianna: Nipple Orgasms: What Are They and How Do I Get One? Online unter https://greatist.com/health/nipple-orgasm / Rimm, Hannah und Siclait, Aryelle: https://www.womenshealthmag.com/sex-and-love/a26895393/nipple-orgasm. Online unter https://www.womenshealthmag.com/sex-and-love/a26895393/nipple-orgasm.
- 122 Vgl. Poschenrieder, Beatrice: Stöhnst du noch oder kommst du schon?, Rowohlt 2006, S. 247.
- 123 Vgl. Sinclair Institute und Yvonne K. Fulbright: The Better Sex Guide to Extraordinary Lovemaking, Quiver 2011, S. 278–279.
- 124 Vgl. Joannides, Paul: Guide to Getting It On. Goofy Foot Press 2009, S. 121–122.
- 125 Vgl. Chavez, Shannon: Is it possible to have an orgasm by just thinking about it, without being touched at all? Online unter https://www.kinkly.com/7/1368/sexperts/is-it-possible-to-have-an-orgasm-by-just-thinking-about-it-without-being-touched-at-all.